Hépatite C

DU MÊME AUTEUR

Le Doigt de Dieu dans un ciel tout blanc (romans, Flammarion)
1. *Cantique de la racaille*, Prix de Flore 1994, J'ai lu, 1999.
2. *Wendy*, 1996, J'ai lu, 1999.
3. *Nostalgie de la magie noire*, 1997, J'ai lu, 1999.

Le Jeu (chez différents éditeurs)
1. Livre d'aventure : *L'Effacement progressif des consignes de sécurité*, Flammarion, 2001, J'ai lu, 2003.
2. Livre de règles : *Pour une nouvelle sorcellerie artistique*, Librio, 2001.
3. Livre magique : *Wendy 2 ou les secrets de Polichinelle*, Flammarion, 2004.
4. Livre de couleurs : *Une orange roulant sur le sol d'un parking*, Le Diable Vauvert, 2004.
5. Livre de divination : *La Vie miraculeuse du clochard André*, Flammarion, 2006.

L'Accomplissement des prophéties (nouvelles, Le Dilettante)
1. *Un pur moment de rock'n roll*, 1992, J'ai lu, 1999.
2. *Les Clefs du bonheur*, 1993.
3. *Vol de sucettes*, 1995, J'ai lu, 1999.
4. *Recel de bâtons*, 1995, J'ai lu, 1999.
5. *L'Auteur*, 1995, Points Virgule, 2002.
6. *La Vie moderne*, 1996, J'ai lu, 1999.
7. *13 contes étranges*, 1999, J'ai lu, 2001.

Le Danger des courants électriques (aux éditions DTV, avec des photos de C. Mariaud)
1. *Portraits des hommes qui se branlent*, 1995.
2. *Conséquences de la réalité des morts*, 1997.
3. *Attirance envers le vide*, à paraître.

Nouvelles du monde entier (Le Seuil)
Tome I, 2004, Tome II, à paraître.

Livres jeunesse :
Pourquoi les petits garçons ont-ils toujours peur que leur maman les abandonne dans une forêt sombre et noire ? (avec Anne-Marie Adda), Le Seuil, 2000.
Les aventures d'Arthur et Violette
T1. *Les filles sont bêtes, les garçons sont idiots*, Panama, 2006.
T2. *Le président ne peut pas être un imbécile*, Panama, 2007.
Ma fille a quatorze ans, Librio, 2005.

Autres
L'Avenir (avec Patricia Reznikov), Le Festin, 1997.
Les souris ont parfois du mal à gravir les montagnes (illustrations de Berbérian et Dupuy), Le Seuil, 2000, Points Virgule, 2002.
Utilisation maximum de la douceur (avec Lamia Ziadé), Le Seuil, 2001.
Nguenza, cérémonie de la connaissance, document (photographies de Laurent Sazy), Presses de la Renaissance, 2004.
Bois sacré (avec Mallendi et Paicheler), Le Diable Vauvert, 2004.

Vincent Ravalec

Hépatite C

récit

Flammarion

ISBN : 978-2-0806-8961-0

Imprimé en France par la Société Nouvelle Firmin-Didot
pour le compte des éditions Flammarion
Dépôt légal : mars 2007
N° d'édition : L01ELJNFF8961N001 – N° d'impression : 83680

Aux guérisseurs…
À la guérison…

I

Une mort atroce !

Maladie : *État quelconque de l'économie animale opposé à l'état de santé. Trouble accidentel plus ou moins profond qui se manifeste dans l'état des organes ou dans l'exercice des fonctions.*

Bad News

D'habitude je flippais toujours un peu en allant chercher les résultats. Cette fois, bizarrement, pas du tout. J'étais sûr qu'ils étaient bons. Pourtant en ouvrant l'enveloppe la première chose qui me sauta aux yeux fut les deux graphiques, gradués de vert jusqu'à rouge. La dernière fois, j'étais vert pour l'un et un peu jaune pour l'autre. Cette fois j'étais rouge pour les deux.

J'avais A3 d'un côté, et F3-4 de l'autre.

Ce qui voulait dire quelque chose de très précis.

Quelque chose qui aurait pu s'énoncer assez simplement. Quelque chose comme : Tu n'es plus en train de clamser à petit feu sans vraiment t'en rendre compte, tu es passé au cran supérieur, ah!

ah ! Eh oui, Pauvre Tache, la marmite bout et le décompte a commencé !

J'ai refermé calmement l'enveloppe. Je suis remonté sur ma moto. Mais avant j'ai appelé mon médecin.

— Oui, je sais, il a fait, j'ai vu, je comptais vous téléphoner tout à l'heure. Cette fois il ne faut plus attendre.

J'étais écrivain, j'avais légèrement dépassé la quarantaine, et j'étais porteur de l'hépatite C depuis les années soixante-dix. À mon avis depuis 1976. Au moment où j'avais les cheveux plus longs qu'aujourd'hui. Quand un élan un peu fou rassemblait les gens dans des festivals de musique dissidente, avec ce truc de contre-culture, l'héro en pagaille, l'arrivée du punk. *God save the Queen.* Avant la déferlante du Sida et des seringues en vente libre.

À part un vague rhume des foins c'était la seule maladie que j'avais. Pour le reste, je pétais le feu, j'avais une vie des plus sobres, je faisais du sport, il fallait que je remonte au moins dix ans en arrière pour me rappeler quand j'avais pris un cachet d'aspirine pour la dernière fois.

— Et c'est grave ? je n'avais pas pu m'empêcher de bredouiller.

C'était une question idiote dont je connaissais déjà la réponse. L'hépatite C n'était pas grave tant que vous étiez vert avec un peu de jaune. Quand vous étiez rouge-rouge, c'était le début de la fin.

— N'allons peut-être pas jusque-là, a temporisé mon médecin. La situation est préoccupante mais pas encore totalement désespérée.

Pas encore totalement désespérée. J'avais hoché la tête, pour bien manifester toute la puissance du réconfort qu'il venait de m'apporter.

C'était cool qu'il me dise ça.

Dernières volontés

— Je vais clamser, j'ai fait en arrivant chez moi. Cette fois-ci c'est certain !

Personne n'a relevé. Ils avaient l'habitude. Bien que n'étant jamais malade, j'avais une certaine propension à l'hypocondrie.
J'avais déjà eu un cancer de la prostate. Du diabète. Un très grave problème cardiaque. Des ennuis dermatologiques sérieux – peut-être une forme atypique de lèpre mais je n'étais pas complètement sûr – et récemment la tuberculose.
Sans parler évidemment de la malaria que j'avais régulièrement rapportée de mes voyages, ni même du Sida, que j'avais contracté, au temps fort de la pandémie, environ 2853 fois.

— Quand ça ? a dit ma fille, inquiète parce que j'avais promis de l'emmener voir David Guetta la semaine prochaine avec sa copine Zoé.

Je n'ai pas répondu. J'ai posé l'enveloppe devant moi, sur la table de la cuisine et j'ai juste dit : rouge-rouge, cette fois c'est cuit.

Allais-je avoir le courage de me suicider avant que mon état n'empire trop ?

— Rouge-rouge, a dit mon fils en s'emparant de mes résultats d'examens. Merde, c'est vrai !

J'ai laissé ma famille digérer la nouvelle, tout en pensant que l'assurance vie que j'avais contractée l'année dernière, au cas où, grâce à ma carte American-Express-Fréquence-Plus, ne marchait qu'en cas d'accident, et je me suis demandé si cela était pertinent d'envisager un faux accident plutôt que d'attendre bêtement un suicide qui ne serait pas remboursé ou une cirrhose l'étant encore moins. Mais dans ce cas, alors, quel genre de faux accident ? Cette réflexion m'a accaparé un bon quart d'heure. Je me suis vu dérapant en voiture. Chutant de moto. Passant par inadvertance sous un arbre en train de tomber. Marchant sur une tronçonneuse. M'endormant au milieu d'un incendie. Me noyant dans la piscine de l'Eden Rock hors saison.

J'étais brusquement confronté à quelque chose d'idiot. La maladie et, au bout, la mort. Et par-dessus le marché un problème d'assurance vie foireuse.

— Enfin bon, a dit ma femme, qui venait de regarder sur Internet. Faut quand même pas exagérer. Même avec rouge-rouge t'as encore un peu de marge.

Je l'ai laissée dire. Les oreilles me sifflaient. La maladie et, au bout, la mort. J'ai regardé ma fille qui feuilletait *Cosmo* avec sa copine Zoé dans la cusine. Mon Dieu, j'ai pensé, cette fois nous y sommes. Et si l'assurance ne marche pas je vais laisser cette malheureuse créature sans un fifrelin pour assurer son avenir, s'acheter des DVD et des produits de beauté.

Qui aurait pensé que *No Future* nous mènerait là ? Dans l'incapacité de subvenir aux besoins vitaux d'une quasi-orpheline en détresse.

Qu'allait-elle faire sans coffret de David Guetta ?

Avais-je pensé à tout cela en écoutant les Sex Pistols ?

J'avais beau fouiller dans mes souvenirs, je crois que ce genre de réflexion n'était à l'époque guère au centre de mes préoccupations.

Historique du mal

Le virus de l'hépatite C a été identifié en 1989. 150 millions d'individus en sont porteurs dans le monde. En France on estime qu'il y a entre 600 et

700 000 personnes infectées, certaines n'étant pas encore dépistées, et donc pas informées de leur affection.

Il existe plusieurs variétés de virus C réparties en groupes dits « génotypes », numérotés de 1 à 6.

Le VHC – nom de code de l'Hépatite C – se transmet essentiellement par voie sanguine.

Les deux modes de contamination les plus fréquents ont donc été :

– La transfusion de sang ou de ses dérivés pratiquée avant 1991 (date à partir de laquelle la mise au point d'un test suffisamment précis a permis le dépistage systématique des donneurs de sang). Aujourd'hui, ce mode de transmission est extrêmement faible.

– L'usage de drogue par voie intraveineuse avec partage des seringues.

Actuellement cette pratique est probablement le mode de contamination le plus fréquent, en plus de l'usage de drogue en sniff avec partage de la même paille.

Quant au risque de transmission du VHC par voie sexuelle, il est quasi inexistant et réside principalement dans un contact avec le sang menstruel lors des règles de la femme.

Le virus n'est présent ni dans la salive, ni dans le sperme, ni dans les sécrétions vaginales.

Il existe aussi des risques liés aux tatouages ou piercings, et également un risque faible mais réel de transmission mère/enfant lors de l'accouchement.

Si la première phase de l'infection est dite aiguë, elle comporte souvent peu de symptômes ou reste inapparente. De 20 % à 30 % des personnes infectées guérissent spontanément. Cependant, l'hépatite C aiguë est caractérisée par un risque élevé de passage à la chronicité (estimé à 80 %).

Dans la majorité des cas, l'hépatite chronique n'évolue pas. Cependant, pour 20 % des malades, elle peut évoluer en 20 ans vers une cirrhose (la cirrhose est la forme la plus sévère de la fibrose hépatique).

La fibrose est une « cicatrice » apparaissant après la destruction des cellules du foie par le virus C. C'est à partir de cette fibrose que risque de se constituer une cirrhose pouvant donner lieu à des complications, dont le cancer du foie.

J'ai effectué deux petites respirations, une par la narine gauche, l'autre par la narine droite.

Hu, hu. C'était exactement le stade où j'en étais. Celui juste avant la cirrhose. Une bonne vieille fibrose avec indicateur rouge-rouge.

Un peu de Web cauchemar

OK, mais qu'est-ce exactement que la cirrhose ?

Jusqu'à maintenant, c'est-à-dire jusqu'à cette seconde improbable où j'ai réalisé que j'étais bien rouge-rouge, la cirrhose était restée quelque chose d'abstrait.

Ou plutôt se rapportant à une image bien précise, mais, avouons-le, relativement éloignée de celle que j'avais de mon existence.

Des bouteilles de Ricard vides sont empilées dans un coin.

Un ventre énorme.

Un homme, le souffle court, regarde un programme télévisé grand public.

Il fume.

Ses yeux sont vitreux car malgré le mal qui le ronge il ne peut s'empêcher de boire. Ses sphincters sont hors de tout contrôle.

Il pue. Même activer la télécommande lui coûte un effort. Du coup il ouvre une bière. Des feuilles de Sécu sont empilées sur le rebord du buffet.

Il a une… cirrhose !

Pin-pon-pin ! J'ai re-respiré par le nez et j'ai continué ma Web exploration.

Si la situation telle que je l'imaginais n'était déjà pas joyeuse-joyeuse, autant dire que la réalité telle qu'elle était vraiment l'était encore moins.

La cirrhose est le résultat de la lente transformation du foie en un organe dur, à la surface irrégulière et dont le volume augmente (au début) ou diminue (à la fin).

Le foie cirrhotique est progressivement constitué d'un tissu cicatriciel qui remplace peu à peu les cellules indispensables à son fonctionnement.

Les deux conséquences principales de la cirrhose sont :

- une perturbation de plus en plus importante des fonctions du foie (insuffisance hépatique) ;
- un obstacle à la circulation du sang qui s'accumule dans les veines du tube digestif (hypertension portale).

La cirrhose, toutes causes confondues, provoque la mort de 10 000 personnes par an en France. Entre 30 et 60 ans, elle est la troisième cause de décès chez l'homme.

Un frisson glacé m'a parcouru. J'étais pile dans le critère : j'avais entre trente et soixante ans.

Mais quels étaient les symptômes de la cirrhose ? Oui, quels étaient-ils ?

Au début ils sont très peu visibles. Voire quasiment inexistants. Putain, j'ai pensé, horrifié, c'est tout à fait ce que j'ai !

Mais ensuite, ça part complètement en couille. Les symptômes se manifestent alors par :

• une jaunisse;

• un gonflement des chevilles (œdème) et du ventre avec présence d'eau dans l'abdomen (ascite);

• des urines peu abondantes;

• des troubles neurologiques pouvant aboutir au coma;

• des hémorragies digestives avec vomissements de sang et selles noires, par rupture des veines de l'œsophage (varices œsophagiennes);

• des infections à répétition, en particulier du liquide d'ascite, des urines et de la peau des jambes.

J'étais obligé de me cramponner à la table sur laquelle était posé mon ordinateur pour ne pas me trouver mal.

J'eus la vision de mon pauvre foie qui gonflait d'abord comme une espèce de baudruche affreuse – souffrance atroce – avant de se dégonfler pour finir comme une vieille patate dure et ridée – souffrance horrible.

Mais ce n'était pas tout. En plus de ces descriptions infernales d'autres informations achevèrent de me plonger dans un cauchemar éveillé.

Il était précisé que la denture devait être surveillée car toute dent en mauvais état pouvait être à l'origine d'une infection générale du fait des microbes qui se trouvent en permanence dans la bouche et de la faiblesse des défenses au cours de la cirrhose.

Il valait mieux éviter de conduire (de toutes façons vu ce que sous-entendait l'ensemble de l'article, à part en ambulance je ne voyais pas très bien comment le moindre déplacement était envisageable).

Une impuissance était probable.

Il fallait, en cas de hernie du nombril, se ceindre d'une gaine.

Se ceindre d'une gaine !!!!!

Et (je crois que c'est le détail, ô cher lecteur, qui m'acheva pour mon premier jour de grand malade) il était recommandé, du fait des problèmes circulatoires, à moi qui n'avais absolument jamais jardiné de ma vie, de porter des petits bottillons lors de travaux de jardinage.

Je ne sais pas pourquoi mais ces bottillons furent le coup de grâce, l'uppercut au foie – si je peux me permettre cette mauvaise boutade – qui m'envoya au tapis.

Lorsque je relevai la tête des spectres grimaçants avaient pris position tout autour de moi.

Salut Copain, on t'a amené ta gaine et tes petits bottillons. On te les pose où ?

L'esprit enveloppé d'un brouillard marronnasse, distinguant à peine l'écran de l'ordinateur, mes doigts, telles les convulsions du noyé, cherchèrent à retrouver la page d'accueil de Google. Il existait une solution, réussis-je à penser. Une et pas trente-six mille autres : c'est me flinguer pour de bon tout de suite sans attendre les bottillons. Et pour cela il fallait que je remette la main sur l'ouvrage qui avait fait fureur dans les années soixante-dix : *Suicide : Menu et Recettes*. À l'époque le livre avait été interdit, mais je devais pouvoir le trouver chez des bouquinistes.

Les remèdes contre le mal

Hum, bon, vingt-quatre heures plus tard, finalement, puisant dans des ressources personnelles dont j'ignorais hier encore l'existence, je n'avais pas mis fin à mes jours. Le livre *Suicide : Ne ratez pas votre coup, j'ai le mode d'emploi*, n'étant pas disponible, j'avais eu un coup de mou au moment de passer à l'acte.

Après tout peut-être n'étais-je pas encore complètement cuit, et si je me ratais ce serait encore pire. D'autant que j'avais plusieurs scénarios à rendre, une chanson à écrire et un roman en préparation. Tâches dont le non-achèvement aurait à l'évidence déstabilisé l'Ordre du Monde. Donc, pour toutes ces raisons, auxquelles s'additionnaient des détails tels qu'une vie de famille, un crédit en cours et les œuvres de Dostoïevski pas encore complètement lues, plutôt que de me suicider, j'avais décidé de faire le traitement.

— Vous avez raison, avait commenté mon médecin, attendre plus serait une invitation ouverte à la prolifération du virus et donc de l'inflammation. A3, F3-F4 c'est l'avant-dernier étage avant les vraies complications.

J'avais essayé de rester stoïque. De ne pas me mettre à chevroter dans son cabinet des remarques stupides du genre : Vous croyez que je vais mourir ? et : Est-ce que j'ai un cancer docteur, vous le diriez si c'était le cas, vous savez, je préfère avoir une vision lucide de la situation ! Encore que ça je crois que je l'avais dit, alors que j'étais certain de ne pas avoir de cancer, mais en même temps, non, comment le savoir, j'avais bien cru que mes tests seraient bons.

Et les bottillons ? Étaient-ils remboursés par la Sécurité sociale ? Était-ce bien le signe ultime ? Quand on vous amenait les bottillons était-ce réellement la fin des haricots ? En détenait-il personnellement dans son placard ?

— Eh bien alors on y va, j'avais fait, le plus guilleret possible. En avant, c'est parti, on commence quand ?

Est-ce bien raisonnable ?

Jusqu'à présent je n'avais pas du tout été chaud pour me lancer dans ce truc-là.

Le traitement consistait à peu près à vous injecter cul sec la pilule sans retour qui vous mettait dans un état proche de l'apoplexie neurasthénique tout en vous ponctionnant jusqu'à la dernière goutte de souffle vital.

Je le savais parce que… j'avais déjà essayé de le faire.

Lorsque je m'étais fait dépister sitôt le virus identifié (sachant que j'avais fait partie d'une population à risque et étant souvent fatigué, en tant qu'hypocondriaque patenté, j'avais cavalé vers mon labo fétiche dès les premiers articles de journaux), j'avais évidemment flippé.

Et comme je flippais, et que le service où j'allais était bien content d'avoir un couillon pour participer aux protocoles d'essai de l'Interféron, qui était à l'époque le médicament à l'étude, je m'étais appuyé une fois six mois et une fois un an d'un truc qui ressemblait à du fluide glacial mélangé avec une souche du virus de la Grippe espagnole.

Tout ça pour à peu près peau de balle de résultat.

Ensuite était arrivé ce qu'ils avaient appelé la bithérapie. En plus de la Grippe espagnole avait été rajoutée au paquet cadeau la Fatigue absolue mélangée avec de la Neurasthénie complète. Interféron trois fois par semaine en shoot, plus un autre médicament abject : la Ribavirine.

J'avais encore dit Banco.

Mais là, j'avais calé au bout de deux jours. Le trip était trop fort, car je m'étais réveillé le matin habité par cette question : À quoi ça sert de vivre ?

Question à laquelle il m'avait fallu plusieurs heures pour répondre : À rien.

Les chances de guérison à l'époque étant à peu près de 25 %, j'avais décidé de remettre à plus tard cette intéressante expérience philosophique : Comment arriver à vivre quand ça ne sert à rien ?

S'était donc établie une sorte de distance entre la médecine traditionnelle et moi.

Presque une dizaine d'années s'étaient écoulées. J'avais géré comme j'avais pu mon handicap – un petit test de temps en temps, pas d'alcool, de la méditation, et hop le tour est joué –, mais pendant ce laps de temps, vive le monde moderne, si mon mal avait progressé, la science n'était pas non plus restée les deux pieds dans le même sabot.

Il avait été concocté un Super Interféron, qu'on ne prenait plus qu'en une injection par semaine (au lieu de trois avant) et, dernier point, les chances de résultats, quand on avait mon type de génotype, avec une charge virale pas trop importante – ce qui malgré le rouge-rouge était encore mon cas – étaient de l'ordre de 80 %.

— 80 %, hu, hu, avais-je fait, voilà qui est intéressant ! Et dans les 20 % restants ?

Eh bien dans les 20 % restants on notait quand même des améliorations. Disons un sursis dans la commande de la gaine et de ces fichus bottillons.

Bon, en fait, tout ça c'était plutôt cool.

Après tout, j'allais vivre une nouvelle expérience – et Dieu sait que j'étais friand d'expérience. J'allais pouvoir frôler – enfin j'espérais qu'il s'agissait juste d'un frôlement, car cela m'aurait ennuyé de sombrer carrément dedans – la mort. Plus la maladie à haute fréquence, et un bombardement chimique en bonne et due forme.

Avec une quantité d'effets secondaires à faire pâlir un fabricant d'ecstasy.

Et n'était-ce pas, dans le fond, ce que recherchait tout artiste ? Une expérience de l'extrême ?

La mort !

Concernant la mort, disons-le tout net, depuis l'ouverture de l'enveloppe et le verdict du rouge-rouge j'étais déjà pas mal dedans.

Évidemment, j'avais toujours professé à l'égard de cette chose si bête un mépris des plus complets.

Mourir ? Mais enfin, à part un crétin, qui peut avoir peur de ce truc ? Tout le monde meurt, non ?

J'avais en tête la phrase de Socrate avant de boire la ciguë. Quelque chose comme : « Si c'est un passage vers un autre état pourquoi le craindre, et si c'est un sommeil, alors reposons-nous. »

Il y avait aussi l'exemple du maître zen Deshimaru, à qui l'on devait l'importation du zen en France, mort d'un problème au foie – je me demande même si ce n'était pas carrément d'une cirrhose –, et qui n'avait pas moufté – j'avais entendu ses disciples le raconter –, qui était parti dignement, comme un maître zen.

Ce qui me touchait d'autant plus que j'avais pratiqué la méditation dans son dojo pendant des années.

J'aurais dû avoir le même truc.

Un joli détachement.

Un tranquille dédain.
Une sérénité sans faille.

Oui, il fallait que j'y arrive.

— Qu'est-ce tu fais en ce moment ?
— Moi ? Ô rien de spécial. Je suis en train de clamser, c'est tout. Mais rassure-toi, je le vis très bien.

Un guerrier de la lumière, arrivant sur ma monture, et braillant à qui voulait l'entendre que : S'il vénérait la Vie, il ne craignait nullement la Mort.

Habité par cette disposition d'esprit, dans un état plutôt flou, je me suis donc préparé à la fois à prendre le traitement et aussi, éventuellement, à mourir.

Me demandant si j'allais sombrer totalement, et dans ce cas ce qu'il se passerait.

Ou alors si j'allais réussir à surnager, et m'arrêtant pour regarder cet instant, j'y pris un certain plaisir, me disant que quoi qu'il arrive, il nous restait au moins cette capacité à nous mettre en scène et à nous projeter dans les différentes facettes d'une situation.

Puis, délaissant ce petit moment de philosophie *live* que n'auraient peut-être renié ni Socrate, ni Deshimaru, je suis passé à la suite du programme.

Quelques examens

Car avant de commencer le traitement, j'avais bien sûr droit à quelques examens.

J'avais toujours trouvé ce qui touchait à la maladie totalement abominable.

J'avais horreur des hôpitaux, des cliniques, des gens habillés en blanc, des ambulances garées dans le sas des urgences, de l'appareillage médical, de la tête des aides-soignantes, des fauteuils roulants et des brancards.

Étais-je le seul dans ce cas ?

Non. Évidemment. À part une catégorie très spéciale de pervers polymorphes, je me doutais bien que personne n'aime ni être malade, ni aller à l'hôpital.

Il n'empêche.
Il devait exister des degrés.
Chacun avait reçu de la vie des aptitudes particulières.

De mon côté, si j'étais niveau 5 en Répulsion/Hosto, j'avais réussi sans trop de problèmes à faire face à des situations pour le moins épineuses.

Par exemple, à évoluer gracieusement dans l'atmosphère opaque des clubs échangistes. Là où bon nombre de mes concitoyens et concitoyennes – quoi qu'en disent d'ailleurs les articles des magazines en vantant la mode – se seraient évanouis d'horreur.

Ceci ne contrebalançait-il pas cela ?

Et de ce fait, n'avais-je pas droit à quelques dérogations ?

Hum, oui. Certainement. Je devais être traité avec plus d'égards. Plus de discernement.

Selon toute logique, j'aurais dû, dès mon arrivée dans les murs honnis, être distingué par un petit badge, ou un bracelet, indiquant que le simple fait de me trouver là, face à ce comptoir verdâtre, entouré de tous ces gens souffrants, était déjà un traumatisme conséquent.

Pourtant au lieu de ce traitement, non pas de faveur, mais en adéquation avec mon état psychologique déjà fortement ébranlé par plusieurs jours de Web Cauchemar et l'imagerie insistante des bottillons de jardinage, mon premier contact avec la Machinerie Médicale faillit mal se passer.

L'examen prescrit consistait en une fibroscopie. C'est-à-dire en une exploration de mon intérieur digestif par une petite caméra fixée au bout d'un tube.

Cet examen, désagréable mais généralement anodin, se déroulait en moins de quinze minutes et ne nécessitait, sinon le fait d'être à jeun, aucune préparation particulière.
Je le savais, car au bon vieux temps où je pouvais me permettre d'être hypocondriaque, craignant un cancer de l'estomac, j'en avais passé un.

Cet examen avait été effectué à l'hôpital, qui comme chacun sait, se fiche de gagner de l'argent.

Or mon médecin m'avait prescrit ce nouvel examen dans une clinique. Et pas n'importe quelle clinique, mais la clinique connue dans la région pour sa propension à essayer de s'en mettre plein les fouilles sur le dos des petites gens.

La Clinique des Aigrefins.

Ce matin-là je m'étais réveillé avec un mental de gagnant.

Premier point : absolument hors de question d'imaginer ne serait-ce qu'une seconde que j'étais malade. En train de clamser, oui, à la limite, mais malade, non !

Deuxième point : me conduire en guerrier quelle que soit la situation.

Ravalant mes larmes et serrant les dents, je sellais donc mon fidèle destrier. Ma famille, éplorée, m'encouragea en agitant des torchons de couleur depuis la fenêtre de la salle à manger et en faisant mugir David Guetta plus fort qu'à l'accoutumée.

J'arrivai à la clinique aux aurores. Laissant mon cheval aux écuries, je m'approchai du comptoir d'admissions et tendis ma carte Vitale. En tant que 100 % je n'avais rien à payer. Et je devais ressortir dans les plus brefs délais.

— Vous avez vu l'anesthésiste ?
— Pardon, avais-je fait, croyant à une méprise. Quel anesthésiste ? Je suis à jeun, c'est suffisant !

Dans la salle d'attente, il y avait une femme africaine et son enfant, un vieux monsieur tout tordu qui soufflait et un djeun's qui avait dû se battre parce qu'il avait l'arcade ouverte.

L'hôtesse de l'accueil m'avait toisé avec un air... Seigneur, un air, à la fois fatigué, épuisé, mais aussi... buté, comme quelqu'un qui a juré fidélité à quelque Force Noire et qui ira jusqu'au bout pour faire respecter les consignes de l'Abjecte Puissance qui lui sert de maître.

— C'est obligatoire de voir l'anesthésiste, et de toutes façons c'est deux jours minimum de séjour. Vous voyez l'anesthésiste aujourd'hui et on vous fait l'examen demain matin.

Ô mon Dieu, j'ai pensé, que Goldorak me vienne en aide ! J'étais en train de mourir, d'entamer un combat fatal *mano a mano* avec Jack Bottillons & Jim Gaine, et de misérables petits escrocs ne songeaient qu'à une chose : essayer de me faire rester trente-six heures de plus dans leur clinique pourrie afin de pouvoir soutirer à l'État quelques billets supplémentaires sur mon 100 %.

J'ai respiré un grand coup.

Là, vous venez de commettre une énorme erreur, mes amis. Et croyez-moi, vous allez le payer très cher.

— San-Ku-Kaï! j'ai hurlé en me mettant en position kata. Appelle le directeur, Ô valet servile du Grand Capital, et accessoirement prépare-toi au combat car ce matin sera peut-être pour toi le dernier!

Et dans un élan foudroyant je fis tournoyer mon sabre de lumière.

Heu, en fait non, je n'ai pas fait ça, bien que j'en aie eu envie, parce que, à l'instant où j'aurais pu me laisser aller à ce justifié courroux, il s'est passé quelque chose d'étrange.

J'ai eu une espèce de vision, ou plutôt une sensation, comme si une partie de mon esprit analysait la situation et se disait : C'est idiot, ça ne sert à rien, il vaut mieux rester calme, t'as juste un petit désagrément à traverser, bien moins que beaucoup de malheureux qui sont, eux, vraiment en train de crever un peu partout alors c'est pas la peine d'en rajouter.

Étonné moi-même par ce pragmatisme, je me suis penché vers le meuble usé servant de comptoir, et d'une voix douce j'ai dit : Oui, je sais, mais je me suis arrangé avec le médecin, il me fait l'intervention sans anesthésie et je ressors en milieu de matinée. Le ton de ma voix a dû couper court à toute velléité d'escroquerie parce que je me suis entendu répondre : Ah bon, vous êtes sûr, alors il faut monter au deuxième étage et vous adresser à la surveillante.

Mon Dieu, ai-je noté dans mon journal intime mental. Si je suis en train de devenir vraiment zen, c'est certainement que la fin est proche.

Je l'ai remerciée et j'ai fait ce qu'elle me disait, tout en songeant : Comme ce décor est triste, que cette femme a l'air fatigué, on dirait qu'elle est enchaînée à son poste de travail, et j'ai essayé d'imaginer ce qu'elle devait voir toute la journée, des malades, des violents, des déments – dans le coin les urgences ressemblaient à tout sauf à un congrès de bouddhistes végétariens – avec la direction au-dessus d'elle qui devait la tancer pour qu'elle fasse respecter son règlement de grigou.

À l'étage, j'ai de nouveau eu un heurt avec un autre sbire de la Mafia des Cliniques. Il insista pour que je me déshabille et me couche dans le lit affublé d'une espèce de combinaison en tissu bleu clair, demande qui m'obligea à une nouvelle démonstration de force.

L'esclandre fit accourir plusieurs autres complices et se termina en un pugilat général, dont je sortis, porté par ma bonne foi, vainqueur.

À aucun moment je ne m'approchai du lit et si j'acceptai de monter sur le brancard ce fut au tout dernier instant.

Avant de sortir de la pièce, profitant de mon incapacité à réagir, le brancardier malfrat défit les draps d'un geste fourbe, ce qui alluma dans ses yeux une lueur de triomphe. Peut-être était-il payé au pourcentage ? Peut-être touchait-il, pour chaque lit dont il pouvait, grâce à un subterfuge, attester d'une occupation, une compensation au black ?

Je descendis couché sur mon brancard, nu sous la nuisette qui me rappela un sauna libertin où j'allais il y a longtemps et où ce genre de panoplie était également distribué. Je suppose que vu les circonstances mon esprit n'avait d'autre choix que de se porter vers des souvenirs égrillards. Malheureusement, ce qui m'attendait au bout du couloir ne ressemblait en rien à des agapes sexuelles.

On me bâillonna. Me fit basculer sur le côté. Puis on m'introduisit le tube-caméra dans la bouche, qui descendit centimètre par centimètre dans le fond de ma gorge, puis dans l'œsophage, puis dans l'estomac. Ce cheminement fut accompagné de la voix du médecin, très pro, qui commentait l'exploration. Rien là, pas d'inflammation, pas d'ulcère, aucune dilatation des veines stomacales, pas de gastrite, attention, je vais commencer à remonter. Non, non, vous n'avez pas de cirrhose, ni de cancer, du moins pas encore, ah ! ah !

Dix minutes plus tard j'étais dehors, méditant sur le charme de l'époque qui vous permet de contempler avant votre petit-déjeuner l'intégralité de votre système digestif sur un écran de télé, habillé d'une nuisette, en compagnie de gens au chef couvert d'un petit chapeau rectangulaire.

Bon, je me suis redit, après tout c'est juste une expérience. Rien de plus. Pas la peine d'en faire un drame. Et comme une ambulance était en train de livrer un blessé grave dans un concert de sirènes et de gyrophares, j'ai remis le cap vers chez moi en m'interrogeant sur le secret des Grecs qui se faisaient dévorer le ventre par un renard sans broncher. Prenaient-ils de la drogue ? Avaient-ils des pouvoirs spéciaux ?

Vraisemblablement.

Dernier instant avant le décollage

Dans les jours qui suivirent j'allais, muni de mon ordonnance 100 %, commander les médicaments.

— On les aura demain, me prévint la pharmacienne. Vu le prix on n'en a jamais en stock.

Pour un mois, le traitement coûtait 1 500 euros, ce qui me donna une occasion de me féliciter de n'être pas né au Burkina-Faso et également d'effectuer un rapide calcul. Rien qu'en France on évaluait les contaminés à environ 650 000 personnes. À dix ou vingt mille euros la bête – les traitements étaient de six mois ou d'un an – ça faisait une coquette somme.

J'ai donc réceptionné mon paquet un mardi matin. En plus des médicaments proprement dits, j'eus droit à une espèce de petite mallette d'un joli bleu, comportant un compartiment froid pour le transport, une boîte hermétique pour les seringues souillées, des tampons d'alcool et surtout, surtout, détail qui enchanta mon âme littéraire, des petits livres magnifiquement réalisés, intitulés *Hépatite C Conseil n° 1 « Mon foie et le virus de l'hépatite C »*, et *Hépatite C Conseil n° 2 « Ce que doivent savoir mes proches »*.

Ce packaging me ravit. J'y vis le souci d'une touche artistique dans une affaire ayant a priori naturellement quelques difficultés à l'être. Je rentrai chez moi enthousiaste. Le propre d'un écrivain n'était-il pas de rendre compte du monde, de ses difficultés ? Si quelque part, dans un bureau du ministère de la Santé, quelqu'un avait réussi à pondre ce charmant petit paquet, pourquoi, moi qui me piquais de création, ne serais-je pas capable de faire pareil ?

Je passai la journée à réfléchir à ce problème.

Le livre que j'avais en cours s'appelait *76-77*. Ce devait être un livre sur les années soixante-dix, et précisément sur l'année charnière qui avait vu basculer la pop music et les hippies dans le son sursaturé du punk-rock.

Pouvais-je y dénicher un rapport avec l'hépatite C ?

Oui, sans l'ombre d'un doute.

Une partie de la pandémie découlait directement, comme celle du HIV avec laquelle elle avait été concomitante, de l'usage de drogues dures.

L'histoire, assez délirante, s'inspirait de ma propre adolescence. Suite à un trip d'acide, trois lycéens partaient faire la tournée des festivals du sud de la

France. L'un voulait rencontrer Gandalf. L'autre avait un kilo d'afghan noir à écouler. Le troisième des interrogations sur une sexualité naissante. Ils étaient poursuivis par le propriétaire de la drogue et par un détective privé engagé par les parents affolés.

Hum, si je mélangeais les deux, ça risquait d'être un peu tangent au niveau de l'histoire.

Tous trois porteurs du virus de l'hépatite C, nos amis arrivent au festival d'Orange afin d'y apprécier un concert de Tangerine Dream, groupe cool du moment. Ils ont dans leurs sacs à dos un kilo de cannabis afghan et leurs pochettes bleues fournies par le ministère de la Santé. Mais au-dessus d'eux, l'ombre de sinistres punks plane.

Indéniablement, la maladie n'était pas un sujet très glamour.

Personnellement je ne me voyais pas trop ouvrir un roman pour lire les détails d'un traitement. *Chapitre 2 : Posologies.* Pour employer une expression triviale je n'étais pas sûr que « ça le fasse ».

Je suis donc resté là une bonne partie de la journée, dans mon fauteuil, à regarder d'un côté mon ordinateur, de l'autre les boîtes de médicaments.

Je pris mon temps avant d'ouvrir le paquet et de lire la liste des effets secondaires (non pas que j'eus peur ou quoi que ce soit, ou si, peut-être un peu), il me semblait qu'une fois que je l'aurais lue le processus serait définitivement enclenché, je serais vraiment malade. Un peu comme lorsque dans les séries policières on lit ses droits à l'accusé – ce qui indique bien souvent qu'il est cuit.

J'ai quand même fini par tendre la main, par ouvrir les boîtes et par en extraire les notices.

Le premier médicament, le Super Interféron, répondait au doux nom de Pegasys. Je suis passé rapidement sur les composants chimiques. En gros il s'agissait d'une protéine capable d'aider l'organisme à se débarrasser du virus. Je suis allé directement à : *Quels sont les effets indésirables éventuels ?*

Eh bien, force était de le reconnaître, ils étaient nombreux.

Comme tous les médicaments, Pégasys risquait de provoquer quelque gêne.
Il pouvait s'agir de douleurs intenses dans la poitrine. De toux persistantes. De battements cardiaques irréguliers. D'une difficulté à respirer. Une confusion. Une dépression. Des douleurs d'estomac sévères. Du sang dans les selles ou les urines. Un saignement de nez important. De la fièvre. Des frissons. Des problèmes de vue.

Ça c'était pour le tout venant. La base des effets secondaires. Ensuite le texte, parfaitement rédigé, se penchait plus avant sur les détails.

Par exemple la dépression : *Une dépression risque de survenir chez certaines personnes traitées par*

Pégasys, et certains patients peuvent présenter des idées suicidaires ou un comportement agressif. Certains patients sont allés jusqu'au suicide.

Là j'ai été obligé d'interrompre ma lecture.

CERTAINS PATIENTS SONT ALLÉS JUSQU'AU SUICIDE.

C'était une blague ou quoi ? Mais non. La notice était formelle. Certains patients étaient bien allés jusqu'au suicide !

J'en restai pétrifié dans un mélange de stupeur, mais aussi presque d'admiration.

Cette phrase, dans sa sobriété et son efficacité, était magnifiquement écrite. Elle induisait effectivement quelque chose de terrible. Plus terrible encore que l'idée d'un suicide. Comme une porte noire s'ouvrant sur des ténèbres si sombres qu'elles étaient, tant qu'on ne les avait pas côtoyées, inconcevables.

Pour contrecarrer ce désagrément la notice conseillait quand même de consulter d'urgence un médecin et d'en parler à ses proches.

Mais ce n'était pas encore fini.

Dans le cas où le suicide aurait échoué, il restait quand même un certain nombre de petits bobos tels que des symptômes pseudo-grippaux. Des maux de tête et des douleurs. Des nausées. De la diarrhée. Des troubles du sommeil. Une chute de cheveux. Une irritabilité. Une irritation au site d'injection et des réactions cutanées.

Les autres effets indésirables fréquents étaient une incapacité à se concentrer. Une douleur dans la poitrine. Des douleurs dans les muscles. Une irritation des gencives. Une constipation. Une inflammation labiale. Une perte de poids. De l'anxiété. Des troubles de mémoire. Une augmentation de la transpiration. Des changements d'humeur. Des douleurs de dos.

Plus rarement (ouf), on avait observé une sécheresse de la bouche. Une lésion de la bouche. Des engourdissements et des fourmillements. Une diminution de la libido. Une somnolence. Des tremblements. Une anémie. Une diminution des plaquettes. Des palpitations. Une irritation oculaire. Une congestion des sinus. Une infection des voies respiratoires. Une altération du goût. Des ballonnements et un gonflement des ganglions.

Pour le second médicament (mais étaient-ce vraiment des médicaments ?), la Ribavirine, gentiment baptisée Copégus, les désagréments pouvant survenir étaient à peu près du même acabit.

Ô bien sûr pour de nombreuses thérapies la notice indiquait un tas de réactions secondaires, qui n'avaient lieu qu'exceptionnellement.

Malheureusement, ô malheureusement, je connaissais plein de gens qui avaient fait le traitement, et un paquet qui l'avait arrêté justement à cause des effets infernaux qu'il produisait.

Je ne sais pas très bien ce que j'éprouvais. Je crois que j'ai pensé à tous ceux qui étaient vraiment malades. Qui avaient ce genre de truc affreux où l'on sait qu'on n'en a plus, à moins d'un miracle, que pour quelques mois. Et je me suis dit que là, c'était quand même mieux.

Je me suis encore répété que ça allait être une expérience.

Chic, une expérience!

Et puis juste avant de m'injecter la première dose je me suis dit qu'il n'y avait aucune raison de me laisser aller, et j'ai brandi intérieurement la Hache Magique de Plom le Gnome, celle qui intervient dans le chapitre 125 des *Aventures de la Méduse Bleue*. Je l'ai montrée à Jack Bottillons en le défiant, lui et ses infâmes activités de jardinage, lui disant de prévenir aussi Jim Gaine. Et en m'enfonçant l'aiguille dans le gras du ventre, comme l'expliquait un graphique, je me suis dit que je n'allais faire qu'une bouchée de ce virus et des effets secondaires. J'ai appuyé sur le piston de toutes mes forces. Certainement trop vite parce que ça m'a fait une bulle sous la peau.

Premier contact avec ce qui s'avère bel et bien une chouette expérience

Reconnaissons au moins un mérite aux laboratoires : pas de publicité mensongère dans leurs plaquettes concernant les effets secondaires. Promesses entièrement tenues.

J'avais passé ma première nuit dans un état ma foi assez proche de ceux envisagés lors de la lecture du dépliant. Ô bien sûr, je n'avais pas eu *tous* les effets d'un coup, mais… au moins une bonne partie.

— C'est normal, m'avait prévenu le médecin, les premières injections sont souvent un peu pénibles.

Ce que je m'étais toujours demandé avec les médecins c'est comment ils le savaient. S'administraient-ils le truc en douce dans le secret de leurs laboratoires afin d'éprouver une empathie plus grande avec leurs patients ?

Me traînant jusqu'à la salle de bains, j'avais réussi à attraper mon short et mes baskets. Pour atténuer le problème des états fébriles et grippaux il était recommandé de se gaver de paracétamol, mais je n'avais pas opté pour cette solution. J'avais choisi celle préconisée dans le *Traité des hommes courageux* – écrit au XIIe siècle par Maître Zi – qui conseillait pour faire face aux états fébriles de pratiquer la course à pied.

C'est donc avec un short à l'envers, des chaussures de sport aux lacets mal noués et une chemise de ville enfilée par erreur que mes voisins eurent la surprise de me voir caracoler, titubant comme un homme ivre, vers l'espace vert le plus proche, répétant à voix haute : Désolé Jack, mais je crois qu'on n'est définitivement pas copains toi et moi !

Cet effort porta ses fruits. De retour chez moi, la fièvre avait disparu et je me sentais suffisamment mieux pour avaler un petit-déjeuner.

Ah, ah, Jim Gaine, je crois que l'on commence à comprendre que la partie est loin d'être jouée !

Malheureusement, passé le léger mieux-être obtenu grâce à l'afflux d'endorphines, je dus reconnaître vers la fin de la matinée que je n'étais quand même pas top-top.

Voire un peu bancal. À treize heures, si je faisais un premier bilan, comme ça, au débotté, je pouvais constater que j'avais réussi en plus de petit-déjeuner, à prendre une douche, à m'habiller et à m'asseoir dans le fauteuil du salon, place que j'occupais encore à présent.

Pas mal, me dis-je, pour un début.

L'ennui c'est qu'à seize heures, j'y étais encore, à dix-huit aussi, et quand ma famille est rentrée il a bien fallu me rendre à l'évidence : le seul trajet que j'avais été capable d'effectuer de toute la journée c'était un aller-retour aux toilettes. Point positif, a hurlé une voix quelque part dans les tréfonds de mon esprit. Au moins tu n'es pas totalement impotent !

— C'est cool, j'ai dit à mon fils qui me regardait bizarrement, j'ai réussi à aller pisser vers dix-sept heures quinze.

— Tu es sûr que ça va ? il a demandé. C'est aujourd'hui que tu commençais ton traitement, non ?

— Hu, hu, j'ai fait. Pas de problème. Tout est sous contrôle. Course à pied. Méthode de Maître Zi contre les états fébriles. Je gère à cent pour cent.

Et dans un effort inouï j'ai réussi à me reprojeter dans la salle de bains, à réenfiler ma tenue et à retourner courir. Une demi-heure le matin. Une demi-heure le soir. Avec ça les effets secondaires étaient obligés de disparaître.

La seconde nuit fut à peu près identique à la première. Fiévreuse. Dans un demi-sommeil, j'eus pourtant la chance de recevoir la visite d'un proche collaborateur du dieu des écrivains. En gros il ne fallait pas que je flippe trop, et oui c'était une bonne idée cette histoire des trois ados seventies baba-punk se retrouvant trente ans plus tard dans la salle d'attente du même médecin.

Cette vignette onirique persista une partie de la matinée alors que, penché sur mon clavier d'ordinateur, et malgré le brouillard confus dans lequel me plongeait le traitement, je m'échinais à tenter de rédiger un ou deux paragraphes. Mais quelque chose clochait.

J'ai mis un certain temps avant de m'en rendre compte.

Je commençais une phrase. Par exemple : *Alors que Charles était parti se ravitailler en eau afin d'éradiquer la sécheresse buccale qui l'avait envahi suite aux nombreux joints de cannabis qu'il avait fumés, le concert commença.*

Jusque-là tout allait bien.

Certes mon style était comme frappé d'une petite lourdeur, mais les idées étaient là, et je pourrai retravailler certains passages ultérieurement.

Par contre, ensuite, et sans que j'y puisse rien, comme pris dans une espèce de rouleau compresseur implacable, le train se mettait doucement à dérailler.

Charles, content de trouver enfin à boire, s'approcha de la fontaine. Il tendit les mains. Curieusement, l'eau qui aurait dû être claire et limpide se teinta soudainement d'un effluve noirâtre. Encore un coup des Orsk, se dit-il. Il faut prévenir Gandalf. Il s'arrêta un instant et contempla la fontaine. Après tout, pourquoi le prévenir, songea-t-il. Qu'est-ce qu'on en a à foutre, puisque de toutes façons on va tous mourir comme des connards devant une fontaine à eau qui deviendra toute sale et poisseuse. Ça n'a aucun intérêt. Et ce concert est nul. Il faut être nul pour jouer ce genre de musique. Fatigué, il s'assit sur le rebord de la fontaine. Les gens autour de lui l'agaçaient de plus en plus. Je vous déteste, pensa-t-il. Je vous déteste et j'ai envie de vous insulter, bande de cons !

Il me fallut un certain temps pour réaliser d'une part que c'était ce qui était marqué sur l'écran, et d'autre part que c'était bien moi qui l'avais écrit.

Une demi-heure plus tard j'étais toujours face au bout de texte, frappé de stupeur. Mon cerveau essayant péniblement de rassembler des bribes de mots qui auraient pu constituer une pensée, et cette pensée le début d'une explication.

Mais tout ce qui finit par me venir c'est une série d'insultes, comme proférées par un démon, qui me résonnait entre les deux oreilles, et qui disait : Alors Ducon, t'as voulu te mesurer à nous ? T'as voulu faire le mariole ? Regarde ce qu'on est capables de faire avec Charles, ton gentil personnage, c'est pas beau ça ? Et là-dessus venait se superposer une assiette de tête de veau rémoulade et c'était Charles la tête de veau, qui hoquetait en disant : Ce n'est pas de ma faute, l'eau était poisseuse, c'est à cause des Orsk ! Et à peine avait-il fini sa phrase qu'un goût atroce me prenait, un goût de pain moisi, et je devais à la fois mâchouiller la tête de veau avec Charles dedans et le pain moisi et, petit à petit, j'étais pris de suffocations.

— Tu devrais peut-être en parler au médecin, avait dit ma femme. Ce n'est pas normal que ça te fasse ça.

J'avais souri. Mais si, j'avais dit, c'est juste de petits effets secondaires. Il faut les maîtriser, c'est tout. Et arriver à leur trouver un sens à l'intérieur de cette grande rivière qu'est notre flux psychique.

Maître Zi était catégorique sur ce point.

II

Dans la main du Diable

Médicament : *Substance employée pour ramener à leur type naturel les propriétés vitales altérées dans le cours des maladies.*

Un sens, mais lequel?

Un sens, oui, une signification profonde. Quelque chose qui donne une raison d'être à l'état bizarre que je traversais. Était-ce d'ailleurs un état de souffrance ? Non. Pas vraiment. C'était plutôt... En fait c'était dur à décrire. Certes, il y avait dans la liste des effets secondaires de quoi alimenter une analyse précise concernant telle ou telle particularité de ce que j'éprouvais, mais ça n'explicitait pas l'ensemble. L'addition de tous ces petits tracas et la sensation qu'ils procuraient. Il y avait autre chose...

Je m'étais donc efforcé les jours suivants, alors que mon état, loin de s'améliorer, avait plutôt tendance à empirer, d'établir une sorte de cartographie des lieux, préjugeant qu'il me serait plus facile de gérer ce mal-être en l'ayant correctement analysé.

De toutes façons, c'est à peu près tout ce que j'étais capable de faire : rester dans mon fauteuil et essayer d'étudier ce qui m'arrivait. Pour le reste, j'étais off. Quant à écrire, la bonne blague, j'avais tout simplement laissé tomber. Charles et les autres crétins pouvaient continuer à se transformer en tête de veau, très peu pour moi. Si j'essayais de me mettre devant mon ordinateur, cela donnait le même résultat, mes doigts, agités d'automatismes fous, se mettaient à inscrire des tissus d'insanités à faire pâlir le scénariste de *L'Exorciste*.

Un sens. Il fallait que j'arrive à trouver un sens.

Et rester zen. Oui. Le zen, que j'avais pratiqué avec assiduité pendant presque dix ans, vous apprenait à laisser passer les pensées « comme des nuages dans le ciel » sans vous y identifier.

Parfait.

Le seul ennui c'est que lorsque j'essayais, je voyais arriver d'énormes cumulo-nimbus, noirs et menaçants, qui s'entrechoquaient et produisaient d'angoissants courts-circuits à l'intérieur même de mon cerveau, et en arrière-fond il y avait toujours la même voix qui répétait : Alors abruti, t'es vraiment sûr de vouloir continuer ? Tu crois pas qu'il vaudrait mieux arrêter avant qu'on te règle ton compte pour de bon ?

Au bout d'une semaine, je pris soudain conscience d'une chose qui jusque-là m'avait échappé : les murs de la salle à manger avaient tendance à rétrécir de quelques centimètres par jour. Certes, scotché dans le fauteuil du salon, trop fatigué pour en bouger et aller chercher le mètre dans la trousse de bricolage, je n'avais pas de mesure précise, mais j'avais pris suffisamment de points de repère pour être sûr de ne pas me tromper. Il y avait bel et bien un rétrécissement de l'espace, que manifestement personne à part moi n'avait perçu.

C'était ennuyeux car d'après mes calculs, je risquais d'être broyé dans environ quatre semaines et demie.

Il fallait donc que je me protège.

Cela m'apparut non pas avec limpidité – l'état produit par la Ribavirine était tout sauf limpide –, mais comme la succession logique d'un emboîtement de pensées n'ayant de cesse de progresser vers le pire. Si j'avais réussi à avoir un peu de recul, c'est vraisemblablement ce que je me serais dit : une irrémédiable progression vers le pire. L'impact des médicaments produisait exactement cette dynamique : vous regardiez quelque chose et aussitôt la proposition la plus négative prenait le dessus. Par exemple les murs. Les murs étaient faits pour établir entre nous et l'extérieur une barrière protectrice. Eh bien non, plus maintenant. Plus depuis qu'ils étaient amis avec la Ribavirine. Les murs étaient destinés à vous écraser doucement, vraisemblablement pour que vous ayez le temps de souffrir. Quant à la vie, eh bien ma foi, quelle utilité avait-elle ? Absolument aucune. Donc être broyé n'avait, dans le fond, pas réellement d'importance.

Rassemblant ce qui me restait de force je réussis pourtant à me construire une hutte avec des draps et quelques chaises. De cette manière, pensais-je, le choc serait moins fort et j'aurais peut-être une chance de m'en tirer.

— Qu'est-ce qui se passe ? a beuglé ma fille en rentrant du collège. Pourquoi t'es sous ce truc ?

Je n'ai pas répondu. J'avais de plus en plus de mal à parler. Et de toutes façons expliquer qu'il y avait un problème de rapprochement sournois entre la façade gauche et la cloison du fond était au-dessus de mes forces. J'ai maugréé quelque chose d'inaudible et je me suis carapaté à l'intérieur de mon trou à rat.

Ma femme est rentrée quelques instants plus tard.

— Qui est-ce qui a mis des draps à sécher dans la salle à manger ? a-t-elle demandé en s'avançant vers mon abri. Et où est passé ton père ?
— Je suis là, réussis-je à répondre en m'extirpant de la cabane avant qu'elle ne l'atteigne. C'est rien, c'est à cause des murs.

Il y a eu un temps de silence, certainement dû à l'incompréhension provoquée et par ma réponse et par ma création architecturale.

— Mais qu'est-ce que tu fabriques ?

— Rien, j'ai fini par lâcher, agacé. Risque d'écrasement de mon corps, c'est tout. Cumulo-nimbus avec courts-circuits mais pas que ça. Également problème métrique en relation avec espace. Mais je ne sais pas encore si ça touche les murs porteurs ou juste les cloisons.

Dans les jours qui suivirent je restai sous ma tente, me nourrissant de petits gâteaux et de thé, et surfant par intermittence sur Internet. Ne désespérant pas de trouver, grâce à une web-étincelle, un signe m'indiquant de quelle manière il fallait que je prenne tout ça. Si derrière le début de démence qui m'envahissait il y avait quelques lueurs à trouver, ou si, au contraire, c'était juste le début de la fin. De la fin des Haricots, reprenait le chœur derrière moi. Et le début des Bottillons, ah ! ah !

Un sursaut désespéré

Dans un sursaut désespéré je me raccrochai à cette idée un peu folle d'expérience instructive et enrichissante. Après tout la maladie, dans son effrayante finalité, n'avait-elle pas poussé l'humain à trouver de nouveaux moyens de survivre ? Dans mes (rares) moments de rémission, je me concentrais donc sur les pages spécialisées du Web. J'y appris par exemple que le foie était un viscère abdominal impair et asymétrique, logé chez l'homme dans l'hypocondre droit et qui assure trois fonctions vitales : une fonction d'épuration, une fonction de synthèse et une fonction de stockage. Que c'est le plus volumineux des viscères humains (2 % du poids corporel, soit une moyenne de 1 500 grammes) et l'organe du corps humain qui effectue le plus grand nombre de transformations chimiques. Qu'il est constitué de cellules hépatiques. Que ses échanges avec le reste du corps se font pour la plupart à travers sa double irrigation sanguine (veine porte et artère hépatique), qui se termine par une multitude de capillaires jusqu'à l'intérieur du foie.

Quant aux transaminases, en premières lignes lors de l'ouverture fatidique de l'enveloppe d'examens, elles n'étaient autres que des enzymes intervenant dans la synthèse et la dégradation des acides aminés. Les deux transaminases les plus étudiées en biologie étaient l'alanine aminotransférase – la fameuse ALAT –, également appelée transaminase glutamique-pyruvique (TGP ou GPT, ou encore SGPT), et l'aspartate aminotransférase – la non moins redoutable ASAT –, aussi appelée transaminase glutamique oxaloacétique (TGO ou GOT ou encore SGOT).

Ces deux transaminases ont un taux légèrement plus élevé chez l'homme que chez la femme, lequel monte lors d'un effort musculaire important et prolongé. On voit aussi leur taux grimper, de façon très importante, en cas d'hépatite (10 à 100 fois les valeurs usuelles), d'obstruction des voies biliaires ou d'intoxication alcoolique. Il augmente également au cours de l'infarctus du myocarde ou de la pancréatite aiguë.

Cette recherche, si elle me permit une meilleure connaissance de mon fonctionnement interne, me rapprocha également des rives dangereuses de la déraison.

En effet, surfer sur le Web n'était pas sans risque. Car lorsqu'on tapait foie surgissait, par exemple, foie gras, ou l'histoire de Prométhée, qui, comme chacun sait, après avoir donné aux hommes le feu, eut le foie dévoré par un vautour.

Ce qui, lorsque l'on était dissimulé sous un abri de fortune en tissu, au milieu de murs rétrécissants, pouvait prendre de fâcheuses connotations.

Son foie se faisait bouffer par un vautour… Le foie gras était le produit du gavage des canards… Transaminases… Transe-Ami-des-Nases. Hum, hum ! Je méditais ces informations jusqu'à en avoir le tournis, essayant de distinguer si oui ou non je pouvais y trouver quelques clefs analogiques.

Avais-je un vautour dans mon entourage ? Pas à ma connaissance. Par contre mon foie devait être gras. Oui. Certainement.

Une autre lueur dans la nuit

Malgré cet effort vers une meilleure compréhension du problème, mes effets secondaires, loin de s'atténuer, empirèrent. Comme pour me narguer les démons revinrent soir après soir, hurlant leurs insanités.

On me poussait dans une nuit sans fin, et lorsque j'essayais de me retourner afin de reprendre pied dans le monde des vivants, il n'y avait plus rien, plus de porte. J'étais propulsé dans un chaos infini et terrorisant. De ces ténèbres jaillissaient des cris à vous faire perdre définitivement la boule, des cris démentiels. À travers cette cacophonie monstrueuse, je perçus finalement le murmure de Jim Gaine qui répétait, comme une bande magnétique atroce : Il faut arrêter le traitement ! Promets-le-nous ! Tu vas appeler ton médecin dès demain matin et lui dire que tu déclares forfait, ah, ah !

Donc ça ne s'arrangeait pas.

— Tu te sens quand même mieux ? m'avait demandé ma femme en venant négocier un drap-housse. Tu as pu trouver un sens ?

— Heu, avais-je temporisé. Oui. D'un certain point de vue. Pas mal de trucs en rapport avec Prométhée, mais aussi canard qu'on gave. Oui. Peut-être quelque chose comme ça... Transe aussi, mais heureusement bonne amitié avec des nases. Enfin ça se décante, oui, d'un certain point de vue, ça se décante...

Elle m'a jeté un coup d'œil bizarre, mais n'a pas relevé plus que ça. Heureusement que tout allait bien pour elle et les enfants, ai-je pensé. Enfin, c'était ce qui me semblait, mais je dois reconnaître que je n'étais pas vraiment au top pour évaluer la qualité de l'ambiance dans l'appartement familial.

Après tout, du moment que cela restait dans les limites du raisonnable, que je n'avais pas à l'égard de mes proches, comme il était indiqué dans la notice, « des mouvements d'agressivité incontrôlés », avoir une propension au camping intérieur était quand même un moindre mal.

Quant à ma fille, elle avait réglé le problème en occultant avec une serviette la porte vitrée de la salle à manger, interdisant ainsi à Zoé et à ses autres copines, avec qui elle venait déjeuner pendant l'intercours, la vue déplorable de mon campement.

Ne voulant pas perdre complètement pied avec l'Art, je décorai ma tente de post-it griffonnés de mes interrogations, organisées sous forme de rébus poétiques.

Certaines étaient pas mal, comme : Je suis un élastique flou qui a bu trop de sirop de cassis.

D'autres plus ésotériques : Les yeux sucrés du tant qu'à faire sont indissociables des cuillers en argent.

Cela dota ma hutte de dizaines de petits papillons jaunes, qui, me sembla-t-il, auraient pu avoir leur place dans une exposition d'art contemporain.

Revigoré par ce sursaut, je caressais d'ailleurs l'idée de faire venir les médias, mais ma femme m'en dissuada.

Malgré cette très légère rémission, les mauvaises nouvelles se succédèrent.

J'appris par sa secrétaire que Maître Zi, que j'essayais de joindre sans succès, s'était donné la mort suite à un abus d'ecstasy. Zi, Ecsta-zy, c'était certainement écrit, me commenta-t-elle au téléphone.

Quant à Goldorak, victime d'une crevaison, il était bloqué dans une autre galaxie.

Et concernant mon état de santé proprement dit, c'est-à-dire l'état de mon foie et pas les effets secondaires, il me semblait que loin de me guérir, le traitement s'attaquait non seulement au virus, mais aussi à l'intégralité de mon organisme.

Certes j'aurais pu appeler mon médecin. Mais, lorsque l'idée m'en traversa l'esprit je me ravisai aussitôt. Devoir entrer dans des détails trop intimes tels que le rapprochement des murs ou la communication avec les Sournoises Puissances Bottillonesques m'en dissuadèrent.

Pourtant, contre toute attente, dans la nuit obscure dans laquelle les forces malignes étaient sournoisement en train de m'aspirer, un éclair d'intelligence projeta brusquement devant mes yeux hagards une réconfortante lueur.

Il était onze heures du matin, j'étais seul dans l'appartement, et comme je le faisais depuis plusieurs jours, l'esprit divaguant à moitié, assis sous ma toile de draps et fixant l'écran de l'ordinateur d'un air stupide, je ne cessais de me répéter le nom des deux médicaments, Interféron, Ribavirine. Ribavirine, Interféron. Quand la vérité éclata dans mon cerveau engourdi telle la foudre sur le cerf-volant de Benjamin Franklin.

IN-terféron. RI-bavirine. IN. RI…

IN. RI.

I.N.R.I. !

Ô mon Dieu ! ai-je pensé. Mais oui, c'est évident.

Fébrilement je bondis sur Wikipédia.

I.N.R.I.

La phrase inscrite sur la croix du Christ !

I.N.R.I.

I.N.R.I est l'acronyme de l'expression latine ***Iesu Nazarenus Rex Iudeorum***, qui peut se traduire en français par « Jésus de Nazareth Roi des Juifs ».

Il s'agit du *titulus* qui a été écrit par les Romains sur la croix de crucifixion de Jésus de Nazareth condamné à mort par le procurateur romain de Judée, Ponce Pilate.

Par cette phrase, les Romains voulaient se moquer de celui qui se proclamait le messie. Et ils l'avaient couronné à leur manière, avec une tiare d'épines.

Cette révélation provoqua, dans ma psyché embrumée par le traitement, l'effet d'un coup de tonnerre salvateur.

Dès lors les choses furent différentes.

Mais oui. C'était évident ! Tout faisait maintenant effectivement sens ! Un sens empreint d'une filiation christique, découlant d'une origine prométhéenne. D'ailleurs comment ne pas voir l'évidente similitude entre les aiguilles du stylo-seringue avec lequel on s'injectait Pégasys et la couronne d'épines ! Je passai la journée à méditer sur ma révélation. Mon Dieu, me dis-je, comment ne pas y avoir pensé plus tôt !

I.N.R.I. !

Enfin, les ténèbres se déchiraient.

C'est donc les bras légèrement ouverts, en forme de croix, de façon à mieux faire ressentir à mes proches la nature exacte de mon expérience, que je me propulsai le soir même dans la cuisine pendant qu'ils y dînaient.

— Qu'est-ce que t'as ? a demandé ma fille. Pourquoi tu te tiens comme ça ?
— Ce sont les douleurs musculaires ? s'est inquiétée ma femme, qui avait lu la notice. Ça ne va pas ?

Je n'ai pas répondu. J'ai juste pris le flacon de Copegus. J'en ai sorti mes deux comprimés et les ai avalés, toujours sans rien dire, les coudes encore levés. Puis j'ai saisi mon stylo, et, attrapant une vieille liste de courses qui traînait, j'ai marqué au dos IN-RI. INterféron- RIbavirine.

— Tu trouves pas que papa craint de plus en plus ? j'ai entendu commenter ma fille alors que je regagnais mon terrier.

Une réalité encore bien plus étrange que l'on pouvait le supposer

Malgré tout, ce nouvel éclairage me redonna courage. Je repris du poil de la bête. Le lendemain me trouva douché, habillé, et présentant un aspect et un comportement normaux.

Dans un souci de pacification, j'avais même éradiqué mon abri de SDF.

Mieux, j'arborais un sourire engageant.

— Merde, papa, a fait ma fille. Qu'est-ce qu'il t'arrive ? Pourquoi t'as enlevé les draps ?

— Le gros de la tempête est passé, j'ai souri, rassurant. Difficulté de trouver un sens, ajoutée au décès de Maître Zi dans rave plus crevaison Goldorak, je suis un peu parti en *live*, mais maintenant ça va mieux.

Ce soir-là nous avons dîné dans une relative bonne ambiance. Ma femme ne me cacha pas qu'elle était à deux doigts de faire appel à une intervention extérieure. Que je reprenne pied était franchement une bonne nouvelle.

Les jours suivants, je gardai le même cap, arborant le soir une bonne humeur de façade, et me consacrant le jour à mes recherches, de façon à n'alerter personne. Car restait maintenant à authentifier ce qui pouvait n'être qu'une coïncidence. Le HVC avait-il une connotation christique ? Continuant mes pérégrinations sur le Net, je trouve trace dès le XVIIIe siècle d'une entité démoniaque connue sous le nom de Grande Sé que différents exorcistes avaient combattue. Le plus célèbre d'entre eux, le père Lopez de La Salière, avait même écrit à son sujet une prophétie.

Lorsque le fracas des tambours désaccordés
Recouvrira le son des violes

Lorsque les chevelures après avoir été longues rétréciront
Et que les pourpoints deviendront noirs

Alors sera venu le temps de combattre
Le mal connu sous le nom de Sé

Cette fois, me dis-je, plus d'hésitations à avoir, je suis bien au centre d'un gigantesque complot trouvant ses racines dans un passé brumeux et s'étant répercuté pendant mon adolescence, provoquant ma contamination. Car seul un aveugle n'aurait pu voir la coïncidence flagrante existante entre *Les pourpoints deviendront noirs. Les tambours désaccordés recouvrant le son des violes* et les années 76-77. L'arrivée des punks chassant les hippies.

Sid Vicious détrônant les Pink Floyd.

Mon Dieu, j'en avais des tremblements nerveux.

À partir de cet instant tout fait effectivement sens :
1) j'ai été touché par une attaque démoniaque ;
2) cette attaque démoniaque a été anticipée par quelques êtres éclairés à la fin du Moyen Âge ;
3) – et cela est une supposition mais que je pense pertinente – elle est d'origine extra-galactique.

Je me renseignai plus avant sur le père Lopez de La Salière.

Une vie édifiante. Beaucoup de prêches. Une existence d'abord itinérante, comme exorciste, principalement dans le Sud-Ouest de la France, puis la fondation d'un ordre : l'ordre de La Salière, dans une vallée reculée des Pyrénées. Cet ordre existait d'ailleurs toujours. On voyait le monastère, sur une gravure, perdu au milieu des sapins. Il ne devait guère avoir changé depuis son édification.

Il meurt peu avant la Révolution française, d'un mal mystérieux qui lui « desséchait le ventre », lui faisait « couler les humeurs » et le rendait « jaune comme de la pisse de brebis ».

Putain, j'ai pensé. La salope. « Elle » a fini par l'avoir !

Ne reculant devant aucun sacrifice, et décidé à aller jusqu'au bout afin de savoir, je finis par dénicher un livre de recettes exorcistes écrit par ses soins. Savant mélange de magie & contre-sortilèges, et de diététique avant la lettre.

La conjuration de la Grande Sé par celui qui sait la combattre me coûta la modique somme de 800 euros, et encore le marchand, sur la bonne foi de ma notoriété littéraire, m'autorisa une ristourne conséquente.

Évidemment, je ne soufflai mot chez moi de mes découvertes. Pas la peine de les affoler. Quant aux murs, leur lente reptation vers le centre de la salle à manger s'était ralentie. Il fallait que j'en profite pour essayer d'y voir plus clair.

— C'est cool que tu ailles mieux, papa, se rassurait ma fille. Comme ça tu vas pouvoir m'emmener au show case de David Guetta !

— C'est vrai, Monsieur, approuva sa copine Zoé. C'était flippant de vous savoir derrière le rideau, dans votre tente. Franchement ça faisait un peu peur, on ne peut pas savoir, quand quelqu'un est dans votre état, s'il n'est pas dangereux !

Départ vers la révélation

Je me mis en route un matin, laissant chez moi en évidence un unique mot : PARTI SUR LE CHEMIN DE LA GUÉRISON. Je m'étais acheté des compilations de punk music. J'avais également ressorti mon vieux blouson de cuir noir.

La veille, pogotant longuement au son de *Never Mind in the Bollock* que j'avais retrouvé en vinyle au fond du grenier, une évidence aveuglante était venue m'irradier le cerveau : FOIE POUVAIT AVOIR PLUSIEURS ORTHOGRAPHES, ET ELLES ÉTAIENT TOUTES DIGNES D'INTÉRÊT !

Muni du grimoire de La Salière, et *Stretcher Case Baby* des Damned à fond les ballons, j'entamai donc ma transhumance baignée d'un halo mystique en direction des Pyrénées.

Le voyage se passe bien. J'ai coupé mon portable de façon à rester seul avec moi-même. Au Km 138 j'ai un état fébrile prononcé. Au péage de Limoges, une névralgie qui m'oblige à un stop prolongé. M'appuyant sur les écrits de Lopez, je m'arrête dans différents Relais & Châteaux, qui, coïncidence de plus, sont exactement aux emplacements d'auberges décrits dans le chapitre *Détails de mon périple de la capitale à Foix.*

Foix

Je roule sans trop forcer sur l'allure – Gun Club, Death Party, puis Killing Joke, Empire Sonic –, espérant un signe, mais rien. Après tout rien n'indique que je ne sois pas le jouet d'hallucinations et de coïncidences. Mais non. Au moment où je commence à désespérer un éclair de lumière blanche me frappe la rétine. Puis un autre. Je reviens sur mes pas. De nouveau la même manifestation, qui va se répéter à plusieurs reprises, jusqu'à ce que j'aperçoive le panneau Foix.

Si je conservais quelques doutes sur le fait d'être guidé, ils sont cette fois (ah, ah!) entièrement dissipés.

La ville est située sur les contreforts des montagnes. Il y fait plus frais. Je me gare et cherche un hôtel. Après quelques essais infructueux – plus de places, fermé, en travaux – je finis par dénicher une chambre non loin de la place centrale.

L'hôtelier me semble bizarre. Il insiste pour être payé d'avance, ne prend que du liquide et veut absolument savoir si je prendrai mon petit-déjeuner et à quelle heure. Ses manières, ajoutées à l'expectative qui pèse sur le dénouement de mon aventure, me mettent immédiatement sur mes gardes.

L'impression que j'ai, après un repas vite avalé (plus aucun restaurant ne sert passé neuf heures du soir, aucun n'accepte de carte de crédit) se confirme lorsque je fais un tour à pied dans la ville. Je sens comme des présences.

La nuit tombe. Je rentre à l'hôtel, qui est mal insonorisé et où, toute la nuit, j'entends quelqu'un geindre et tousser, comme s'il était victime de tortures. Je somnole à moitié. M'étant injecté ma piqûre hebdomadaire je suis bientôt pris d'une forte fièvre et de début de convulsions. Lorsque je veux allumer et me relever pour boire un verre d'eau je remarque un objet posé sur la table qui n'y était pas, j'en suis absolument certain, la veille au soir.

J'ai l'impression que l'on m'enfonce un scalpel chauffé à blanc dans l'abdomen.

Ce qui est posé, à quelques centimètres de ma valise roulante que je n'ai même pas déballée, c'est une petite paire de bottines en plastique fourré. Une affreuse petite paire de bottines, qu'un cerveau malade aurait confectionnée pour une personne de taille réduite. Un gnome ou un monstre nain.

Jusqu'à ce que le jour se lève, je reste la lumière allumée, et dès qu'il est possible, je remonte dans ma voiture et roule.

Hagard.
Comme un dément.
Sans trop savoir vers où.
En direction des montagnes.
J'arrive trop tard.
Foix est déjà entre leurs mains.

Le monastère de la Salière

Je ne reprends mes esprits que dans le milieu de la matinée, alors que, exsangue après les effets de la piqûre, je me suis arrêté sur le bord d'une rivière et que, d'un geste un peu fou, je laisse tremper mes mains dans le courant, comme pour atténuer les effets de ce maléfice qui me poursuit.

Il ne faut pas que je me laisse aller, je me répète en serrant mes poings mouillés. Il ne faut pas que je sombre !

Je remonte en voiture et toute la journée, j'écume les petites routes des Pyrénées, m'arrêtant dans des villages, voire des hameaux, m'enquérant du monastère.

Mais les seules réponses que j'obtiens sont des indications concernant des grottes préhistoriques et quand je discute avec des gens du cru, persuadé qu'ils sont au courant de quelque chose, le seul sujet qui paraît leur tenir à cœur, c'est celui de l'ours, dont la réintroduction divise la population.

Finalement, alors que je suis sur le point d'abandonner, de nouveaux éclairs blancs m'éblouissent de leurs divines injonctions et j'aperçois, en haut d'une route escarpée, le monastère.

Mary-Ann

Il est presque huit heures du soir. La bâtisse se tient dans un renfoncement de montagne. Le site est magnifique. Les murs sont hauts. Les grilles obstruées par d'épaisses feuilles de métal ouvragées. Alors que la nuit est maintenant presque complète, je finis par distinguer une lueur un peu à l'écart. Ouf. Il y a une petite maison de gardien que je n'avais pas vue, avec une sonnette.

Après plusieurs essais une silhouette méfiante me crie qu'il faut revenir demain, que les sœurs sont en prière et qu'il n'est pas question de les déranger.

— À quelle heure ? je demande, impatient d'être confronté au but de mon voyage.
— Six heures, me crie la silhouette, dont je n'arrive pas à distinguer si elle appartient à un homme ou à une femme. Après ce sera trop tard car elles sont à leurs travaux.
— Du matin ?
— Oui, recrie l'apparition. Du matin !

Je ne sais pas trop quoi décider. Je redescends vers le dernier village, où j'ai vu une chambre d'hôtes, mais elle est complète. On me dit que j'ai peut-être une chance à l'hôtellerie du Grand Lac, à une trentaine de kilomètres. L'ennui c'est que je n'ai plus beaucoup d'essence, alors je décide de dormir dans ma voiture, et comme je n'ai pas de réveil, je remonte et je me gare face au monastère.

Je ne ferme quasiment pas l'œil de la nuit. Dormir dans une voiture est un exercice auquel je ne me suis pas prêté depuis longtemps. Depuis le temps, certainement, où je trouvais cela très rigolo de fuguer en compagnie d'un kilo de cannabis.

Comme je n'ai pas grand-chose à faire, si ce n'est regarder la montagne et le clair de lune, j'y repense, en somnolant à moitié.

Bizarrement, des scènes de mon adolescence, celles-là mêmes dont je voulais me servir pour mon roman, et que j'avais totalement occultées, réapparaissent.

Après le festival d'Orange, nous avions rencontré une punk. Une fille complètement marteau, franco-anglaise. Cet été-là, le punk était encore quelque chose de totalement exotique. Cette fille avait fait l'effet d'un électrochoc. Elle s'appelait… mon Dieu, j'avais un trou de mémoire, comment s'appelait-elle ? Mary quelque chose. Mary-France ? Mary-Claude ? Elle était avec d'autres Anglais arborant des coupes de cheveux à l'iroquoise. Et des épingles à nourrice. D'énormes épingles à nourrice plantées partout avec des chaînes attachées dessus.

Mary-Truc nous avait fait prendre de l'héro. Nous en avions échangé à un Hollandais contre de l'afghan. Un gramme de thaïlandaise pure. Elle nous avait fait notre shoot à tour de rôle avec une seringue empruntée. En me repassant la séquence j'ai l'impression d'être dans un film d'époque. Mon Dieu comme tout cela faisait cheap. Un peu convenu peut-être aussi.

Nous étions tous tombés amoureux de Mary-Truc, mais également de la thaïlandaise.

Mary-Ann, elle, n'était pas tombée amoureuse de nous. Après avoir pris des champignons – échangés eux à un type qui revenait de Bali – elle avait disparu, non sans avoir auparavant fauché son paquet de came et sa seringue – laquelle, à l'époque, n'étant pas en vente libre, était une denrée rare – au Hollandais à qui ils appartenaient.

C'est cette seringue qui nous avait contaminés. J'en étais pratiquement sûr.

En prière !

À six heures, une des portes du monastère s'ouvre. De vieilles femmes arrivent en vélo. J'entre avec elles. Quelques sœurs sont à l'intérieur de l'édifice religieux en prière.

N'ayant jamais beaucoup fréquenté les églises, je reste comme un idiot, les bras ballants, à essayer d'attirer l'attention, mais sans grand succès, les sœurs sont totalement absorbées dans leur concentration spirituelle.

Au bout d'un moment, intimidé, je finis par m'agenouiller. Avec le manque de sommeil, je suis dans un état second. Ensuite, j'ai comme un trou noir, car quand je rouvre les yeux l'église est déserte et une sœur est penchée sur moi.

— Monsieur… Monsieur ?

Je réussis péniblement à me redresser.

— Désolé, je bredouille. Un moment d'absence. Des… forces, oui, forces qui m'ont empêché de prier.
— …
— Je… Je suis ici à cause de Lopez de La Salière.

À ces mots, je la vois qui a un mouvement de recul.

— Vous connaissez notre Père Fondateur ?
— Oui, ma sœur. Et j'ai lu ses écrits.
— Y compris la prophétie ?
— Y compris la prophétie. C'est d'ailleurs à cause d'elle que je suis là.

Temps de silence. Autour de nous l'air semble vibrer curieusement.

— Attendez-moi là. Je reviens dans quelques minutes.

Elle part dans l'allée. Se retourne. Me demande quand même si ça va mieux. Je me suis péniblement assis sur une chaise. Je la rassure. Elle disparaît. Je suis de nouveau seul dans l'église.

Quiconque le saura le savait déjà

Elle revient avec ce qui me semble être la Mère Supérieure. Qui me fait confirmer mes dires. Oui, je connais Lopez de La Salière, ses écrits et la prophétie.

— Et vous êtes ici à cause d'elle ?
— Oui.

J'ai répondu d'une voix ferme, malgré l'étourdissement qui m'habite encore.

— Êtes-vous porteur du Mal ?
— Oui.

Là encore, je n'ai pas hésité une seconde. Je la regarde droit dans les yeux.

— Venez !

Nous marchons à travers le monastère. Des couloirs immenses. Des escaliers. Je ne sais pas quelle heure il est exactement, le temps me paraît flottant. Nous arrivons dans une immense cuisine. La Mère Supérieure s'excuse et m'explique qu'elle n'a pas le droit de me faire entrer dans les autres parties du bâtiment. Je dis que je comprends très bien et la remercie déjà d'accepter de me recevoir.

— Que savez-vous exactement ?

Je réfléchis un instant et décide de tout lui dire.

— Eh bien qu'un prêtre exorciste, gentilhomme de son état, a eu, il y a plusieurs siècles, la prescience d'un mal devant survenir à notre époque. Qu'il l'a expliquée dans une prophétie. Qu'il a créé un ordre et un monastère de façon à lutter contre le fléau. Et puis... punk, je veux dire, enfin, certainement qu'épingle à nourrice, I.N.R.I... Prométhée avait un iroquois, non ?

Elle hoche la tête de manière approbatrice. Puis reste silencieuse. Je la questionne.

— Et vous ? Que savez-vous ?

Elle me regarde. Ses yeux brillent d'une étrange douceur. Son récit sera bref, lumineux et concis. Elle me le délivrera sous le sceau du secret, s'y autorisant du fait de mon statut de malade ayant percé les Mystères de La Salière.

— Je suis entrée dans ce couvent en 1974. Nous étions très peu de sœurs. Il existait une association caritative d'aide aux malades du foie, mais l'activité avait périclité. Il n'y avait plus assez de volontaires. La Mère Supérieure de l'époque était âgée et malade. Elle avait passé toute sa vie dans ce monastère à guetter les signes d'une irruption du Mal. Elle se considérait elle-même comme une vigie. Un soir…

Elle s'interrompt car une sœur entre, les yeux baissés, s'excuse de nous déranger, mais veut savoir ce que l'on fait du sac de pain puisque les gens du camping n'ont pas pu passer car leur camionnette est en panne. La Mère lui dit qu'elle va réfléchir à ce problème et qu'elle le résoudra tout à l'heure.

Brûlant de curiosité, je la relance.

— Un soir… ?

— Un soir une jeune femme est arrivée et a demandé à être hébergée pour la nuit. La Mère Supérieure était couchée, mais nous pria quand même de la faire entrer, ce qui était une entorse à nos règles. J'ai pourtant obéi. La jeune femme était très belle, avec un côté sauvage, elle était un peu plus jeune que moi et que les autres sœurs. Elle portait un blouson de cuir noir et avait des espèces de bijoux enfoncés dans sa chair. Malgré nos réticences, la Mère Supérieure nous ordonna de nous conduire avec elle comme si nous étions en présence de notre Père Fondateur. Ce furent ses propres paroles, alors que sa santé déclinait.

— Elle s'installa donc avec vous ?

— Oui. Et très vite cette jeune femme prit un ascendant sur notre petite communauté. Puis la Mère Supérieure trépassa. Avant de rendre son dernier soupir elle me donna sa bénédiction. Elle dit aux autres que j'avais été choisie pour lui succéder et d'obéir à notre nouvelle résidente. Elle m'informa aussi que les temps que nous redoutions étaient venus. Quelques semaines après sa mort, la jeune femme nous confia qu'elle avait l'habitude de s'adonner à un rite lui permettant de surmonter la souffrance et la tristesse. Très éprouvées par le décès de notre supérieure, et fascinées par cette femme si libre, nous pratiquâmes avec elle.

Je ne comprends pas très bien.

— Vous pratiquâtes avec elle ?

La Mère Supérieure baisse les yeux sans répondre. Puis elle dit :

— La prophétie était en train de s'accomplir. J'étais très jeune. La Mère Supérieure n'était plus là. Le monastère connut une période troublée.

Je comprends de moins en moins.

— Nous sommes devenues folles. Ce que la jeune femme avait avec elle c'était de l'héroïne. Nous en avons consommé pendant plus d'un mois, nous livrant avec elle à des orgies sexuelles.

— Pardon? j'ai fait, n'étant pas certain d'avoir bien entendu.

Sur la porte du buffet, je vois marqués les tours de tâches ménagères, avec les noms des autres sœurs. Brusquement j'essaye d'imaginer la scène. Une dizaine de nonnes, se shootant et partouzant sur le cadavre encore tiède de leur Mère Supérieure avec une punk piercée. Bon Dieu, c'était un teasing de film, et si je le mettais dans un livre, personne ne me croirait.

— Lorsque la provision de drogue fut épuisée nous passâmes un moment terrible. Il me sembla que j'avais détruit tout ce dont j'avais la garde. Et puis la Mère Supérieure m'apparut en rêve.

Tout cela est tellement extraordinaire. J'en ai des frissons.

— Elle me dit que ce qui s'était passé n'était rien d'autre que la prophétie, que le Mal était maintenant en nous mais qu'il faudrait attendre avant de le savoir.

— Et... la jeune femme?

— Elle resta avec nous, faisant vœux de silence.

— Et... – question stupide de ma part –.... Je veux dire, vous avez continué vos... enfin à avoir des relations...

— Sexuelles entre nous?

— Oui.

— Non. Ce fut un moment de folie.

— Ah...

Je ne sais pas trop quoi dire d'autre. Soudain mon regard est attiré vers une étagère. Dessus s'alignent des boîtes et des boîtes de... Copégus. La Mère Supérieure sourit. Oui, nous sommes en communion avec tous ceux qui ont été touchés. C'est le message que vous pouvez rapporter avec vous.

En repartant par les longs couloirs à peine éclairés je ne peux m'empêcher de demander :

— Mais... la jeune femme, comment... comment s'appelait-elle ?

Nous sommes à la porte de l'église, par là même où je suis entré, à l'aube, ce qui me semble, à cet instant, une éternité.

La Mère Supérieure me pose une main sur l'avant-bras. Mes yeux sont rivés aux siens.

— Mary-Ann.

Quelques minutes plus tard je suis derrière le volant de ma voiture. Mes oreilles bourdonnent comme si j'avais trop bu. Je n'arrive pas à trouver mes clefs. Quelqu'un sort de l'église et court vers moi. Je reconnais la nonne qui a fait irruption dans la cuisine tout à l'heure. Elle tient un grand sac à la main.

— S'il vous plaît, pourriez-vous déposer ce pain au camping ? L'été nous en produisons en surplus, mais ils ont un problème avec leur véhicule. Ils n'ont pas pu venir le chercher. Vous ne pouvez pas les rater. C'est dans le tournant, à une dizaine de kilomètres vers le bas de la vallée.

Elle glisse le paquet sur le siège arrière et disparaît dans le monastère avant que j'ai le temps de lui demander s'il y a une station-service dans cette direction.

Je suis sonné.

Et le terme est faible.

Plus d'essence !

Ainsi tout se recoupait. Tel un puzzle s'emboîtant parfaitement pièce après pièce, la totalité de ma mésaventure s'intégrait maintenant dans un tout plus vaste, où d'autres figurants, où d'autres personnages tenaient également un bout de la croix.

I.N.R.I, pensai-je en roulant vers le bas de la vallée, un œil fixé néanmoins sur ma jauge dont la petite icône de la réserve venait de s'allumer. I.N.R.I, mais Elles sont en communion avec nous ! Je repensais à Mary-Ann. Un instant j'avais été tenté de demander à la voir, mais je n'avais pas osé.

Trente ans de silence.

Trente ans en attendant que la nature du Mal éclate au grand jour.

La route était absolument déserte, plongée dans une obscurité totale, trouée seulement par la lumière de mes phares.

Je roulai une trentaine de kilomètres avant de rencontrer une bourgade. Mon espoir de tomber sur un distributeur 24/24 fut heureusement couronné de succès. Un peu après la sortie du village, perdu en pleine nature, se tenait un hangar abritant un Super U et deux pompes à essence. Ouf, sauvé ! J'étais complètement à sec. Malheureusement mon soulagement fut de courte durée : le libre-service carte bleue affichait En panne.

À l'idée de passer encore une nuit dans ma voiture, j'eus, avouons-le, un instant de découragement.

J'étais brusquement très fatigué, en plein effet secondaire, je n'avais pas mangé, j'avais faim. Merde, j'ai pensé aussi, et j'ai oublié le pain !

Effectivement le gros sac était encore à l'arrière de la voiture.

J'ai coupé mes phares. Il faisait une nuit d'un noir d'encre. J'ai mâchouillé un bout de mie ramollie en méditant sur le destin de l'homme, et accessoirement sur le mien, et dans ce contexte précis, j'ai été incapable d'en tirer la moindre conclusion, si ce n'est que même en plein été, ça caillait dans les Pyrénées la nuit, et je me suis pelotonné comme j'ai pu sur mon siège baissé et j'ai essayé de dormir.

C'est un bruit qui m'a réveillé quelques heures plus tard. Un bruit bizarre. Un bruit... un bruit effrayant. Un grattement ? Un halètement ? Un grognement ? Un grognement-grattement-halètement ?

Je crois que, de ma vie, je n'ai jamais eu aussi peur. Tellement peur que je faillis en uriner dans mon jean.

Collé contre la voiture, déployant sa forme fétide, Jack Bottillons en personne était en train de me regarder !

Qui n'a pas vécu ce genre d'événement, la matérialisation « en vrai » de quelque chose de plus ou moins imaginaire et d'affreux, ne peut pas vraiment comprendre de quoi il est exactement question.

J'étais incapable de la moindre réaction. Totalement paralysé. Mes membres ne m'obéissaient plus. En un éclair les pensées les plus folles m'ont traversé l'esprit. « Ils » l'avaient prévenu lors de mon passage à Foix et « Il » m'avait suivi. Ou plutôt « Il » m'avait attendu. « Il » savait que j'irais forcément au monastère. La panne d'essence lui avait donné une occasion, « Il » l'avait saisie. Je n'avais à m'en prendre qu'à moi-même.

Les minutes passant, avec cette forme toujours dehors qui venait cogner contre les portières de la voiture, comme pour dire : Regarde Copain, c'est nous, on est là, avec toi, et non seulement tu ne pourras pas finir le traitement mais on va te bouffer tout de suite, telle la chiffe molle que tu es, et j'étais à l'extrême limite de la crise cardiaque.

Au bout d'un long moment, j'ai réussi à desserrer les mâchoires, à me forcer à respirer, et à regarder dehors. J'étais toujours agité de tremblements nerveux, mais j'ai pu bouger légèrement mes mains, que j'avais crispées sur le volant à m'en faire mal.

Seigneur ! j'ai pensé. Ô Seigneur !

Ce n'était pas Jack Bottillons. C'était l'ours. Le putain d'ours que des débiles avaient réintroduit dans les Pyrénées. Il avait senti le pain et il était prêt à défoncer mon pare-brise pour se barrer avec le sac.

D'un certain point de vue c'était rassurant. Je trouvais ça moins flippant, somme toute, que Jack Bottillons. Mais d'un autre, plus réel, plus *terre à terre*, ça l'était tout autant. Je n'avais plus une goutte d'essence. Je ne pouvais donc pas bouger, car de toutes façons, je le savais pour l'avoir vu dans le film du même nom, les ours couraient comme des lapins.

Car admettons que j'arrive à redémarrer et donc à rouler quelques kilomètres, ce serait pour me retrouver dans un coin encore plus paumé, et cette fois totalement à sec.

Je suis donc resté dans la station-service. La voiture tanguait à chaque assaut. Les mâchoires de l'animal et ses griffes quand il se mettait sur ses pattes arrière m'apparaissaient dans des séries de gros plans monstrueux et kaléidoscopiques. Franchement, les réintroducteurs n'étaient pas seulement des débiles, mais tout simplement des tarés au dernier degré, parce que ce truc était vraiment un monstre.

Un horrible monstre assoiffé d'humain et de pain, prêt à tout pour parvenir à se faire un sandwich avec les deux.

Je ne sais pas comment je parvins à tenir jusqu'au matin. À plusieurs reprises je crus réellement qu'un des carreaux allait péter, mais heureusement il n'en fut rien. Le prédateur fut mis en fuite par l'arrivée du gérant et du camion de livraison de carburant. Je fis le plein, non sans les avoir alertés sur la présence de l'intrus, ce qui occasionna un émoi considérable. En quelques dizaines de minutes une petite foule accourait sur les lieux, me demandant des détails, poussant des cris horrifiés et surtout me suppliant de porter plainte, tellement le problème était important.

Je réussis quand même à me dégager, leur laissant par la même occasion le sac de pain rassis. En me remettant en route j'étais, avec les deux nuits sans dormir, le traitement, plus ma rencontre avec l'ours, tellement out, que je crus un instant qu'il allait falloir que je m'arrête et que je dorme.

Mais la crainte d'un nouveau face-à-face avec le plantigrade me força à tenir le coup.

Dérivant par les petites routes de montagne, me trompant pour rejoindre l'autoroute, j'arrivai à Lourdes en fin de matinée.

Lourdes.

Lourdes !

Évidemment, une nouvelle étape dans le jeu de piste.

Je me suis engouffré dans le centre-ville, derrière une cohorte de voitures et de bus immatriculés dans l'Europe entière, des Portugais, des Espagnols, des Polonais, des gens des pays de l'Est, des Italiens, dans un tohu-bohu infernal. Puis j'ai suivi les flèches Parking, réalisant que nous étions à quelques jours du 15 août.

J'étais fatigué, mais serein, et c'est sans trop d'énervement que j'ai patienté une heure quarante-huit dans ma voiture, sous un soleil brûlant, en attendant qu'une place se libère. Temps que je mis à profit pour écouter mes messages. Je n'avais pas allumé mon portable de toute la semaine et j'eus la désagréable surprise de constater que ma messagerie vocale, comme celle des textos d'ailleurs, était saturée.

La majorité émanait de ma famille, apparemment aux cent coups.

Il y en avait même un, parmi les cinquante (signe que l'heure était grave) qui provenait de ma fille :

Bon ben papa, essaye de nous rappeler. Heu salut! ainsi qu'un autre de Zoé : Faites pas de conneries, même si vous êtes hyper che-lou on vous aime bien quand même, qui me toucha plus que je ne l'aurais cru.

Je me décidai à rappeler. C'est ma fille qui décrocha.

— Ben, t'es où?

— Dans les Pyrénées, j'ai fait. Pas mal de choses qui se passent, oui, ours, mais tout va bien.

Elle n'a pas répondu. Je l'ai entendue crier dans l'appartement : Maman, c'est papa-qu'a-pété-les-plombs-à-cause-de-son-traitement, il est dans les Pyrénées.

— Je rentre bientôt, j'ai dit dans le téléphone. Tout va bien. Dis-leur de ne pas s'inquiéter!

Et j'ai raccroché. Un bus de Hongrois était en train de libérer une place. Je n'avais pas la tête à raconter mon périple maintenant.

Descendant de mon véhicule, je réajustai sur mes épaules ma croix, que je sentais maintenant de plus en plus lourde, comme si, en plus de mon propre fardeau, telles les sœurs de La Salière, j'y avais rajouté celui d'innombrables anonymes.

Légèrement courbé sous mon baluchon invisible, je descendis vers les rues bondées.

Partout on voyait des magasins de bondieuseries, des souvenirs, des Vierges, des saints, des colliers, de l'eau bénite, des choses époustouflantes de féerie. Si on y regardait bien, c'était comme un enchantement qui aurait attiré des milliers et des milliers de personnes. Je décidai pourtant de ne pas me laisser distraire par ces colifichets, de ne pas céder aux appels des marchands du temple, mais plutôt de me diriger tout de suite vers le cœur névralgique : la grotte.

Mon Dieu, pensai-je en y arrivant. Mais qu'est-ce que c'est que ça ?

Devant moi, telle une scène d'un film hollywoodien à grand spectacle, s'étendaient des cohortes de gens. En groupe, rassemblées souvent derrière une petite bannière. Ce qui était sidérant c'est qu'il s'agissait pour la plupart d'éclopés, de grabataires sur des tables roulantes, d'accidentés sur des brancards, dans des fauteuils, parfois, pour les étrangers moins évolués techniquement, sur des appareillages anciens, encore en bois. Des files et des files de miséreux, comme d'un autre temps.

La queue, pour accéder à l'endroit où Bernadette avait vu la Dame, devait faire plusieurs kilomètres, serpentant comme un escargot au rythme des appels aux micros criés par des encadrants. L'ambiance était… Comment la qualifier ? Ébouriffante ? Moyenâgeuse ? Poignante ?

Je pris place au milieu des autres pèlerins, entre un groupe de Portugais et des Français de Lyon. Les

Portugais poussaient des brancards soutenant ce que je compris être de grands brûlés. Les Français de Lyon avaient des accidentés et des grabataires. Certains malades à demi valides s'occupaient de leurs compagnons moins chanceux.

Ma croix et moi nous glissâmes au milieu.

Comme le temps d'attente était long – entre cinq et six heures pour accéder à la grotte – j'eus tout loisir de converser avec mes voisins.

L'un avait été brûlé à l'acide chlorhydrique dans un accident de travail. Il était entièrement défiguré et souffrait atrocement. Un autre, victime d'une maladie génétique, voyait ses nerfs fondre jour après jour. Dans quelques mois, me dit-il, je ne pourrai même plus me soulever sur les avant-bras. Un autre était amputé de trois membres. D'autres encore avaient des cancers, des tumeurs, des problèmes si atroces avec des manifestations physiques si spectaculaires que je ne pensais même pas que cela existât.

— Et vous, m'a demandé une Portugaise qui parlait français, vous êtes là pour quoi ?
— Heu, j'ai fait, problème de... (j'ai montré un endroit imprécis qui aurait pu être mon foie) avec des effets secondaires. Oui, effets secondaires, mais rouge-rouge, quoi. Alors je suis venu. En plus ours, alors...

Elle a approuvé. Oui, quand on était rouge-rouge, c'était une bonne idée de venir à Lourdes. Elle-même – elle avait eu deux cancers et sa mère était sur un brancard devant – venait pour la quatrième fois.

— Et vous avez pris votre billet pour Padre Chéros ?
— Non, j'ai dit. C'est qui ?

Elle me l'expliqua succinctement. Padre Chéros était un saint qui officiait parfois à Lourdes. Il n'était pas bien vu par les autorités ecclésiastiques car il faisait des miracles qui, comme il y avait des jalousies au sein de l'Église, n'étaient pas authentifiés. Si je voulais, elle-même avait un billet en plus. Ne sachant trop quoi faire, et à dire vrai pas mal tourneboulé en raison de la chaleur, de la fatigue, au milieu de tous ces gens souffrants, j'acceptai.

Grâce à cela je passai un nouveau moment hors du temps. Après avoir cheminé à la vitesse de deux centimètres à l'heure vers l'endroit où Bernadette avait eu son apparition, je suivis le mouvement en direction de l'immense chapiteau où était Padre Chéros.

De nouveau je dus patienter. Il y avait une foule immense. Ce n'est qu'à quatre heures du matin passées que je reçus l'imposition des mains du thaumaturge. Cette opération, qui dura environ douze secondes, fut complétée par la demande de don que je reçus de son assistante. Pris par l'ambiance, la tête lourde de toutes mes aventures, titubant de fatigue, je signai un chèque de trois mille euros. Lorsque je réussis à récupérer ma voiture – où l'on me fit payer une journée supplémentaire, j'avais dépassé l'horaire –, des larmes coulaient de mes yeux et c'est toujours sanglotant que je remis le cap vers l'autoroute. I.N.R.I, pensai-je en reniflant. Que ma croix est en fait légère par rapport à celle de certains.

Intercepté !

Les gendarmes m'interpellèrent au péage, et comme un avis de recherche dans l'intérêt des familles faisait état, dans le langage policier, de quelqu'un de sénile, s'étant échappé de chez lui, présentant des troubles psychiques et prenant un traitement pouvant le mener à de graves accès de dangerosité, ils ne prirent pas de gants et me collèrent manu militari dans le panier à salade. Dans l'état où je me trouvais, je pris assez mal cette grave atteinte à ma liberté individuelle et me rebiffai, ce qui aggrava les choses. On me conduisit à l'hôpital de Tarbes, où on me plaça en service fermé. J'y arrivai à peu près pour le petit-déjeuner.

Que dire de l'hôpital de Tarbes lorsqu'on a été attaqué par un ours et qu'on vient de faire un chèque de trois mille euros à Padre Chéros ?

Pas grand-chose. Comme c'était le 15 août, il n'y avait pas de responsable pour s'occuper de moi, et je dois reconnaître que je présentais, du fait du manque de sommeil et comme j'avais pleuré, vraiment une tête de cinglé. Je passai donc deux jours couché à regarder le plafond jusqu'à ce que mon fils vienne me chercher. Et encore avais-je de la chance, car vu ma réaction avec les pandores, nous étions à deux doigts d'un avis d'internement signé par le préfet.

Nous prîmes la route avec ma voiture – le pauvre avait dû descendre en train. Lui, un peu gêné de la situation, et moi soulagé. Je ne me voyais pas très bien passer la fin de l'été à Tarbes, encore moins à l'hôpital en service fermé.

— Chaud, j'ai essayé d'expliquer. C'est un mélange de plein de trucs, putain. Incroyable. C'est… le mec avait tout prévu depuis le dix-huitième siècle. Les punks, le son des violes recouvert par les tambours. C'est… on pourrait jamais se douter… Des bottillons en plastique dans la chambre d'hôtel. Ils tiennent tout Foix ! Vraiment le flippe… Et les nonnes partouzent, enfin plus maintenant.

L'autoroute défilait à travers le pare-brise. Il m'a jeté un petit coup d'œil.

— T'as peut-être besoin de repos, il a fait, c'est normal, c'est certainement à cause du traitement.

— Hé, j'ai dit, attends. Pas du tout. Avec l'ours, c'était atroce. Si, si, je te jure. Il voulait bouffer tout le pain !

Il n'a pas répondu. Je ne sais pas si c'était encore un effet de ma parano mais j'eus l'impression qu'il était inquiet de ce que je lui racontais.

III

Les Amis de l'Hépatite C

Guérison : *Recouvrement de la santé résultant d'une manière plus ou moins prompte, plus ou moins évidente, des moyens de l'art et de la nature.*

Un tribunal familial

Chez moi l'ambiance, on s'en doute, n'était pas exactement au beau fixe. Alors que je n'avais qu'une envie, celle d'aller me coucher, j'eus droit à un véritable interrogatoire.

Qu'avais-je fait pendant cette semaine ? Me rendais-je compte à quel point tout le monde était devenu dingo d'inquiétude ?

Et là-dessus, comme mes relevés de banque étaient arrivés le matin, avec tout le détail, ça part en folie totale, la séance dérape complètement.

— Mais… mais papa, et ça, c'est quoi ?

— C'est les huit cents euros du livre dont je vous ai parlé, où il y a la prophétie.

— Huit cents euros ? Mais tu l'as acheté où ?

— Chez un bouquiniste, mais il m'a fait un prix.

— Et le retrait de mille euros en liquide ?

— Le bouquiniste connaissait un traducteur. Il voulait être payé de la main à la main.

— Le traducteur ?

— Oui, du livre.

— Parce que pour huit cents euros il est pas en français ?

— Si, mais c'est du vieux français.

— Et ça, c'est quoi ? Hôtellerie de la Corne d'abondance. 580 euros !

— C'est l'hôtel où je me suis arrêté en descendant dans les Pyrénées.

— 580 euros. Mais c'est un Relais & Châteaux ou quoi ?

— Oui.

— Et là, il y en a un autre. 715 euros !

— C'est le Manoir des Deux Serments.

— Putain, quand je pense que t'as même pas voulu m'acheter le coffret de David Guetta. Je suis dégoûtée.

— Franchement, je voudrais pas dire, mais Églantine a raison, là t'as abusé !

Ils me fatiguaient. Je venais de me battre avec des forces affreuses, avec mon passé, avec un ours. Qu'y pouvais-je si de toutes façons depuis le passage à l'euro tout était hors de prix ?

— Ça va, j'ai donc grommelé, agacé. Je suis malade. En même temps c'est… tout est écrit dans le livre. Même les sœurs sont sous Copégus en permanence.

Quand ils sont arrivés aux dernières lignes et qu'ils ont vu le chèque de 3 000 euros – que les Padrechéristes n'avaient pas traîné à mettre en banque – on a frôlé le drame. D'autant que je n'avais plus un sou. J'étais à découvert.

Autre point – ma femme insista là-dessus – les projets que j'avais en cours, livres, chansons, bd, scénarios divers, étant restés au point mort, j'étais, en plus, parti pour me griller professionnellement.

— Ce n'est pas gênant, j'ai éludé en montant enfin vers mon lit. Je suis Gold niveau carte de sécu. Je vais faire péter un arrêt de travail. Je ne voulais pas pour ne pas être incivique, mais puisque c'est comme ça, je ne vais pas me gêner.

Une excellente couverture sociale

Effectivement, j'étais Gold en carte de sécu. L'Hépatite C était une maladie grave, prise en charge à 100 % par la Sécurité sociale et bien que n'étant pas salarié, mais auteur, j'avais droit, en plus du remboursement de mes soins, à des indemnités journalières.

Alarmé par les échos rapportés par d'autres artistes-malades de ma connaissance, je m'étais renseigné avant le début du traitement. Oui, les écrivains cotisaient à une caisse spéciale, l'Agessa, et s'ils étaient à jour de leurs cotisations, ils avaient les mêmes droits que n'importe quel travailleur. De plus, la préposée me l'avait très gentiment expliqué, comme j'étais au plafond en termes de cotisations, je le serais également pour mes indemnités journalières.

Avais-je jamais pris d'arrêt de travail de ma vie? Mon Dieu, le dernier devait remonter à... quand j'étais apprenti dans le bâtiment? Quand j'avais travaillé à l'âge de seize ans et demi dans une mine de sel?

De savoir que j'étais « au plafond » était bien sûr rassurant. J'avais toutefois mis un point d'honneur à ne pas utiliser ce joker. Un disciple de Maître Zi n'avait nullement besoin de l'assistance des deniers publics. Aujourd'hui, je devais reconnaître qu'un disciple de Maître Zi se devait quand même de ne pas sombrer dans un paupérisme total, notamment, c'était précisé dans le manuel, lorsqu'il avait à sa charge une fille ado addict aux coffrets de David Guetta.

C'était strictement interdit.

Complètement vaseux, je me suis donc dirigé le lendemain matin vers le médecin, à qui j'ai expliqué que les effets secondaires commençaient à être un peu pénibles, et qu'en plus j'avais eu un problème avec un ours, ce qui m'obligeait à activer la phase Urgence Financière de l'opération. J'en suis ressorti avec mon papier dûment tamponné, et j'ai trottiné jusqu'à la Sécu.

Ça faisait très longtemps que je n'avais pas mis les pieds dans un bureau de la Sécurité sociale. Je me souvenais de halls bourrés de miséreux, le visage have, serrant convulsivement d'épais dossiers et d'altercations sans fin avec le personnel accueillant.

Ça, comme aurait dit ma fille, c'était l'ancien temps.

Grâce à Carte Vitale, il n'y avait plus un chat. J'ai quand même pris un ticket. Il n'y avait que deux personnes avant moi. Quelqu'un qui avait l'air un peu dérangé et une femme dont l'accent m'indiqua qu'elle était étrangère. Une seule hôtesse. Je me suis assis sur les fauteuils datant de l'ancienne période, craquelés et fatigués, et j'ai songé au temps qu'il nous avait fallu pour en arriver là. Des hommes préhistoriques jusqu'à cette borne avec marqué : Vous pouvez recharger votre Carte Vitale ici !

Le type un peu dérangé se levait et partait. L'hôtesse le regardait sans rien dire. J'étais tellement fatigué à cause du traitement que j'avais l'impression d'un film au ralenti. Il agitait la feuille qu'il tenait à la main et, se retournant brusquement, j'eus l'impression qu'il me faisait un clin d'œil faussement amical. Presque menaçant. Et soudain il s'arrêtait, fixait l'hôtesse, et se mettait à hurler : Il n'y a pas de raison que les gaines ne soient pas remboursées, c'est médical, c'est médical !

L'avantage avec les films d'horreur c'est qu'il y a un effet d'accoutumance.

L'important était de connaître le contexte et de ne plus être surpris.

J'ai donc pris cette nouvelle manifestation de l'Infamie non comme réelle, mais comme une hallucination de plus. Mon nouveau parti pris était clair. Oui, on m'avait fait prendre un trip et ce trip était tout simplement un « mauvais trip », qui, accessoirement, pouvait peut-être vous guérir de l'Hépatite C, mais avait surtout comme particularité de vous faire voir des choses étranges, des choses qui n'existaient pas.

Essayant donc de ne pas trop divaguer, je revins à mon problème d'indemnités.

La femme étrangère demandait si elle pouvait voir une assistante sociale.

Je ne sais pas, répondait l'hôtesse. Il faudrait vous adresser au service de la Sécurité sociale.

Mais je ne suis pas à la Sécurité sociale ? s'inquiétait la femme dans un français hésitant.

Si, mais je ne peux pas vous donner le numéro de téléphone.

Pourquoi ?

Parce que je n'ai pas le droit. Il faut que vous alliez dans un autre bureau.

La femme se mettait à rouler des yeux en billes de loto. L'hôtesse avait un air dément. La femme reculait vers la porte, frappée d'épouvante.

Mais lequel ? disait-elle, lequel ? Puisque ici aussi c'est la Sécurité sociale ?

Antony, finissait par lâcher l'hôtesse en chuchotant. C'est là qu'elle se trouve !

Et si nous étions en train de devenir complètement tarés ? Je veux dire même sans prendre de Pégasys ni d'Interféron ? Si le passage de l'Âge de Pierre à la borne Carte Vitale s'était fait trop rapidement ? Que nous n'ayons pas tenu le choc ? Après tout c'était possible. Mais alors que faire pour y remédier ? Et Jack & Jim, comment intégrer ce genre de paramètres ?

Mon numéro de ticket s'afficha. Je m'assis face au guichet et j'expliquai mon cas.

Si, j'avais bien une couverture sociale, mais elle était un peu particulière car j'étais artiste-écrivain.

Étais-je salarié ?

Non. Je venais de le dire. J'étais… artiste-écrivain.

Mais je n'étais pas salarié ?

Non, en fait j'étais… artiste-écrivain, et c'était à la Sécu de se mettre en rapport avec l'Agessa, c'est ce que l'on m'avait expliqué là-bas.

Ah, finit par convenir la préposée, vous n'êtes donc pas salarié ?

Effectivement, avais-je admis. Je suis artiste-écrivain.

Et d'autre part, avais-je ajouté, gardant un sang-froid qui m'étonnait moi-même, j'aurais voulu connaître le montant du plafond des indemnités journalières.

Combien caillassait-on à la journée quand on était Gold ?

Il y avait eu un blanc. Un blanc comme il s'en produit, j'avais l'impression, de plus en plus dans notre quotidien. Un blanc fatigué, meurtri. Un blanc rempli d'un vide laiteux.

Connaître le montant du plafond des indemnités ? Non. Cela n'était pas possible ? Ah ! Pourquoi ? Ce n'était pas le bon bureau de Sécu ? Fallait-il que j'aille à Antony ?

Non. C'est juste que l'hôtesse ne savait pas où regarder dans les fichiers informatiques.

Et si on essayait tous les deux, je proposai, essayant de positiver la situation alors que j'étais pris d'un abattement psycho-musculaire parfaitement décrit dans la notice de l'Interféron. Si on tentait juste de trouver ensemble l'endroit où est marqué : Indemnités journalières/Les montants ?

Reconnaissons-lui cette qualité, l'hôtesse fut de bonne composition. Plutôt que de m'envoyer paître, elle se lança courageusement dans les méandres du site secu.com, n'hésita pas à appeler à la rescousse une collègue, disparue dans les bureaux interdits au public, et trente-quatre minutes plus tard ressurgit de cette plongée dans les eaux profondes des arguties administratives avec l'information : j'avais droit à plus ou moins trente-huit euros par jour.

Je rentrai chez moi à petits pas. Comme quelqu'un qui commence à vieillir et, peut-être, qui n'en a plus pour très longtemps.

— Alors ? m'a demandé ma femme le soir. T'as été à la Sécu, ça donne quoi ?

Depuis le début de l'affaire, la manière dont nous communiquions avait changé. Plus de… non-dit ? Gêne ? Malaise ?

— Moyen, j'ai reconnu. Ma carte Gold a bloqué, on n'est qu'à trente-huit euros/jour.

Là aussi il y eut un temps de silence. Non pas d'un blanc laiteux, mais assorti peut-être d'une légère panique.

— Trente-huit euros ? elle a répété, visualisant la pile de factures et de charges diverses qui s'empilait sur mon secrétaire. Ça ne fait pas lourd.

En toute honnêteté je n'étais pas dépensier – hormis bien sûr les périodes où j'achetais des manuscrits et des séjours dans des Relais & Châteaux – mais nous avions malgré tout des frais. Enfin je veux dire comme n'importe quel citadin un peu bobo, ne serait-ce que parce que l'ado de la chambre du fond nous coûtait les yeux de la tête, plus le reste, alors trente-huit euros pas jour n'étaient… pas exactement la somme espérée, non. Pas tout à fait.

— Et par mois ça fait quoi ?
— Il y a trois jours de carence, plus des retenues, je n'ai pas le montant exact, mais je dirais entre huit

cents et mille euros. Enfin dans le cas où j'ai un mois d'arrêt de travail, parce que là, le médecin ne m'a fait que quinze jours.

De nouveau un temps de silence. Puis :

— Et les deux scénars que tu as en cours, tu en es où ?
— Pas trop pu bosser. Problème en ce moment. Je veux dire Bottillons, vous ne me croyez pas, mais c'est vraiment chaud. J'ai beau savoir que c'est juste un bad trip, ça me prend toute mon attention.

Cette fois, j'ai entendu distinctement les sirènes retentir et vu les éclairs des gyrophares inonder de leur lumière bleutée les plafonds de notre appartement.

Analysons mieux le problème

Il ne s'agit plus de tergiverser. Un psychiatre de nos amis est alerté. Devant la gravité du problème, il accepte, de manière informelle, de se déplacer à notre domicile afin d'essayer de faire le point.

Bien sûr, tout notre entourage proche, avec ma semaine de disparition, a été plus ou moins mis au courant de la situation.
C'est donc dans une ambiance rythmée par de nombreux coups de téléphone de parents et d'amis – Ça y est ? Il est rentré ? Ça va ou il est complète-

ment azimuté ? Ah, vous êtes avec le psy ! OK, je vous laisse – que l'entretien se déroule.

Je décris point par point mon aventure.

Le diagnostic – ou plutôt le verdict – est sans appel.

Il en ressort que j'ai vraisemblablement fait une « bouffée délirante » due aux effets des médicaments, que ce délire a mêlé un certain nombre de « matériaux psychiques » – c'est le terme qu'emploie notre ami – dans lequel il n'est peut-être pas inintéressant de faire un tri.

À l'évidence j'ai éprouvé le besoin de me confronter à cette période de mon passé où j'ai contracté le virus. S'y mêle apparemment une ancienne culpabilité d'ex-toxicomane et la remise en scène de choses peut-être plus profondes. Ajouté à ma faiblesse du moment, cela a produit un état bel et bien… délirant.

— Un délire, j'ai dit, je veux bien, mais il y a des choses tangibles. Les mini-bottes sur la table de la chambre d'hôtel, je ne les ai pas inventées quand même.

Du coup l'intégralité de mes déclarations est passée au crible et confrontée à la réalité.

Il apparaît que le livre, comme les traductions, est introuvable – en fait, je suis pratiquement sûr de les avoir oubliés à l'hôpital, mais quand on téléphone, mes geôliers déclarent que je n'ai laissé aucune affaire.

Le monastère n'existe pas.

Ou s'il existe, c'est dans une contrée où il n'y a pas le téléphone, et comme je suis incapable de le localiser sur une carte, il est difficile de convenir de sa réalité.

Quant à Lopez de La Salière, impossible de retomber sur le site qui en parle. J'y étais parvenu par un lien, mais je ne me rappelle pas lequel, et sur Google comme sur Wikipédia, il est inconnu au bataillon.

Par contre les factures sont, elles, bien tangibles. Pour les Relais & Châteaux, j'ai pu me faire une folie gastronomique, mais pour le reste… Mystère et boule de gomme ! L'hypothèse que j'ai été victime d'une secte qui aurait profité de ma faiblesse circule un moment.

Le spécialiste émet une autre hypothèse.

— Il est évident que votre goût pour l'occulte ou pour les choses mystiques a joué. Vous savez bien que, en tant que romancier, vous avez constamment besoin de réinventer la réalité. De trouver un sens à travers du fictionnel.

— C'est ce que tu disais d'ailleurs, s'en est mêlée ma femme. Tu voulais trouver un sens…

— Oui, enfin, mythe… je veux dire… fonction du mythe, c'est… mise en forme psychique, oui, bien sûr, mais prophétie avec Mary-Ann, non, là c'est… enfin tout se tient ! Je me rappelais même plus de son nom. C'est Mère Supérieure qui… Mythe d'accord mais là c'est réel à fond. Il suffit juste de savoir le voir. J'écoutais Devo et les Damned dans la voiture…

Personne n'a commenté. Sauf ma fille. Devant l'exposé de ce processus psychologique, ses yeux se colorent d'une expression… une expression, oui, un peu déçue.

— T'es mytho alors ?
— Mais merde, j'ai fini par m'énerver, ça a rien à voir avec être mytho. Et le Padre Chéros, vous croyez qu'il n'existe pas, et qui a encaissé le chèque alors ?

Nous retournons sur Internet. Cette fois nous trouvons tout de suite des sites le mentionnant. Le gaillard est connu comme le loup blanc. Il y a le site officiel, nourri de témoignages de miraculés, et puis les autres qui là n'y vont pas par quatre chemins. Escroc. Charlatan. Gourou. Malhonnête. Tout y passe. Cette fois plus de doute, j'ai été pris dans une entourloupe. Le spécialiste lui-même commence à se demander s'il n'y a pas anguille sous roche.

— Il faut prévenir les flics, dit mon fils. Ça craint vraiment !

Le spécialiste revient quand même sur l'aspect phantasmatique. Il pense que je devrais approfondir les images de nonnes héroïnomanes et partouzeuses.

— Quoi ! glapit ma fille, qui avait raté ou pas bien compris cette partie de l'histoire. Des bonnes sœurs en train de se gouiner avec de la schnouff ! Putain, mais t'es trop gore !

La scène tourne à la confusion. Ils commencent à m'énerver. Finalement, pour qu'ils me fichent la paix, j'accepte de me rendre prochainement à un groupe de parole, les Amis de l'Hépatite C, dont un proche qui a fait le traitement vient de nous communiquer les coordonnées. Je promets également de mettre la pédale douce sur les dérives financières. De toutes façons il va falloir que je passe à ma banque parler de tout ça, parce que le découvert est lui tout à fait patent.

Prétextant les effets du traitement, j'arrive à mettre le spécialiste dehors et à monter me coucher.

Jamais je n'aurais imaginé que se soigner soit si compliqué.

Les Amis de l'Hépatite C

Les Amis de l'Hépatite C sont un groupe de parole qui se réunit plusieurs fois par semaine sur le modèle des Narcotiques Anonymes ou des Alcooliques Anonymes. Créé par une jeune femme, Delphine, elle-même atteinte du HVC, il rassemble des gens de tous bords confrontés aux effets secondaires du traitement.

Avant de m'y rendre, je regarde le site. Il y a des infos pratiques, les horaires des « ré-us », l'adresse, et un portrait de Delphine par un grand quotidien.

Delphine en quelques dates :

1997 : Apprend sa séropositivité au HVC. Génotype 1. (un des génotypes les plus résistants).

1998 : Premier traitement à l'Interféron. Faible réponse.

2001 : Deuxième traitement mais au Super Interféron, en association avec le nouveau médicament, la Ribavirine. Réponse mais rechute.

2003 : Troisième traitement d'un an. Guérison.

2004 : Crée les Amis de l'Hépatite C.

Il y a une photo d'elle, plutôt pas mal. Une jolie jeune femme de trente, trente-cinq ans.

La salle est au sous-sol d'une petite église située dans un arrondissement au nord de Paris. Je traverse donc la ville en métro afin de me rendre à ce curieux rendez-vous.

Les gens arrivent un par un.

Bien sûr je ne peux pas m'empêcher d'entretenir la vague arrière-pensée que peut-être tout le monde va dire la même chose : Jim Gaine, Jack et ses horreurs de chaussures, la Grande Sé, voire carrément Lopez et son monastère, et que je vais pouvoir rentrer chez moi clouer le bec à tout le monde. Particulièrement d'ailleurs à ma fille, dont les réflexions concernant mes nonnes partouzeuses me sont restées en travers de la gorge.

La réunion commence. En préambule, Delphine nous distribue un petit porte-clefs plumeau et, devançant notre étonnement, nous dit : Vous allez voir, je vais vous expliquer ensuite à quoi cela va vous servir. Personnellement, je trouve cette entrée en matière assez intrigante. Ce qui est plutôt de bon augure.

— Bonjour à tous, je m'appelle Delphine. Nous sommes réunis ici autour d'un problème que nous partageons : le virus du HVC et les effets secondaires possibles du traitement en bithérapie. Je propose que nous nous présentions à tour de rôle. Moi c'est Delphine. Je précise au passage que j'ai horreur qu'on m'appelle Delph. À part ça je suis joignable à toute heure du jour et de la nuit sur mon portable en cas de pépins. J'ai moi-même été porteuse du HVC. J'ai fait plusieurs fois le traitement. D'abord sans succès. Puis j'ai réussi à éradiquer le virus, non sans avoir connu un certain nombre de désagréments dus aux effets secondaires. Suite à cette expérience, j'ai décidé d'animer ce groupe de parole. Je précise que je ne suis pas bénévole, mais salariée d'une association de prévention subventionnée par le ministère de la Santé.

Elle est simple, carrée, directe. Première impression très positive. Elle se tourne vers l'homme qui est à sa droite. À vous !

J'ai une curieuse sensation. Mon Dieu, c'est… c'est comme si j'arrivais dans un de mes livres.

J'ai décrit ce genre de scènes des dizaines de fois. Un groupe réuni par un problème social ou existentiel autour d'un animateur plein de bonne volonté, composé de gens souvent à la dérive, rendus touchants autant que comiques par leur naïveté et leur désarroi.

Quelques camarades d'infortune

Le type s'appelle Georges. Il ressemble à un gendarme. Comme j'ai décidé de revenir à une attitude mentale plus conforme à l'idée que nous nous faisons tous de la normalité, et afin de me forger un comportement en retrait plus « sociologue » que « malade », je décide de m'amuser à classer mes camarades d'infortune suivant leurs profils de « contaminés » et de leur donner un surnom. Celui-ci sera Pandore.

Georges « Pandore » a appris récemment qu'il était porteur du HVC. Il ne sait pas comment il a pu être contaminé. Peut-être par un tatouage effectué en Polynésie pendant son service militaire. Il vient de commencer le traitement. A quelques effets secondaires. Je le classe dans les Divers, avec un petit astérisque, car il me semble, je ne sais trop pourquoi, bizarre.

Le second s'appelle Henri. Détail aggravant, il est en… pantoufles. Il a coupé la parole à Pandore – qui de toutes façons n'a apparemment rien d'autre à nous déclarer – et enchaîne directement sur son propre cas.

— Moi je m'appelle Henri, mais je n'ai pas réussi ma vie. J'ai reçu le premier châtiment en 84, puis 91, puis 93, puis 98. Je suis sous traitement pour le premier. En trithérapie pour le deuxième. J'ai également fait une chimio pour le troisième. Et là je me lance dans la bithérapie pour le HVC.

Comme son explication est pour le moins ésotérique, Delphine lui demande d'être plus clair. En fait, il a contracté le HIV en 84. Il s'est fait dépister pour le HVC en 98. En 93 il a eu un cancer. Et en 91 un pontage coronarien suite à une « O.D. de C.C. » Il touche une pension d'invalidité. Il est au stade A4-F4, c'est-à-dire qu'il a une cirrhose. Je regarde mieux ses pieds.

Pourquoi est-il en pantoufles ?

J'essaye de rester rationnel, mais bon Dieu, la coïncidence est grosse. Malgré ce hiatus, je me reprends et le classe dans les « T.T.T (Toxs qui ont Tiré la Totale) ». À cinquante-huit ans passés il a connu Kerouac et Burroughs lors d'un voyage aux USA en 63. S'est shooté avec Keith Richards. A passé des nuits à discuter SF avec Jacques Bergier. Possède une culture impressionnante. Parle grec et latin. A joué dans les films underground des seventies. Raconte sa propre histoire en la dotant d'un sens assez curieux, en tout cas intéressant, et même poignant. Il nous explique qu'ayant passé un accord avec le Diable il en subit aujourd'hui le Châtiment !

Le suivant est également un T.T.T. Dégarni, mais avec un reste de banane, il s'appelle Serge. Il est séro, sous trithérapie, a un début de diabète et... je le connais. Cette fois ce n'est ni une bouffée délirante, ni une hallucination. J'ai galéré avec lui il y a... bon Dieu... vingt ans ? vingt-cinq ans ? Je l'ai même revu une fois par hasard à la télé. Il avait fondé une association d'usagers de drogues. Junky for ever. Il était interviewé au J.T. Je l'ai mieux regardé. Il ressemblait à un fantôme.

De nouveau, j'ai le cerveau qui s'emballe. Et si le psy avait raison ? Si le traitement m'avait propulsé dans une sorte de confrontation avec mon passé ? Après tout, ce n'était pas si idiot. Il y avait bien des phénomènes de cycles. C'était même logique d'ailleurs. S'attaquer à un problème vieux de plus de trente ans faisait forcément resurgir des choses.

Serge « Junky for ever » se rebiffe contre l'explication de Châtiment.

— Je trouve ça débile ce que tu dis, Henri. Se défoncer est quelque chose de sain. C'est à la science de nous proposer des solutions sans danger. Le problème a été un dysfonctionnement dans la prophylaxie. Si l'héro avait été en vente libre avec des seringues propres, crois-tu qu'on aurait attrapé le Sida et l'Hépatite et tout ça ?

Je note que nous avons affaire à deux espèces différentes de T.T.T. Celui qui assume, et celui qui n'assume pas.

Un autre participant, qui ressemble, je trouve, à Iga Biva, le petit extra-terrestre de Mickey, intervient :

— Oui, enfin si tu as toute une population complètement shootée du matin jusqu'au soir on ne peut pas dire non plus que ça respire la joie de vivre, malade ou pas.

Cette remarque pleine de bon sens fait l'unanimité. Junky For Ever est renvoyé dans ses buts. Du coup Iga Biva – qui s'appelle Arnaud – enchaîne. Il ressemble vraiment à un type venu d'une autre planète (oreilles décollées, crâne chauve, nez en trompette). Ce qu'il dit est plutôt dynamisant. Il a été contaminé suite à une transfusion après un accident de voiture, avant que le virus ne soit identifié. Il s'est fait dépister récemment et a commencé le traitement. Pour lui il n'y a pas de mauvaises expériences. Celle du traitement comme les autres.

— Tu as beaucoup d'effets secondaires ?
— Heu, un certain nombre. J'ai l'effet fébrile avec de la fièvre dans les trois jours qui suivent la piqûre, surtout le soir. Des problèmes de sommeil. Beaucoup d'idées noires en permanence. Des

tiraillements dans les muscles. Une sensation de malaise diffus, comme si je n'arrivais pas à me trouver à la bonne place. Des lésions dans la bouche, mais ça commence à disparaître. Des maux de tête.

— Et comment tu réagis par rapport à ça ?

— J'essaye de ne pas me laisser envahir par les idées noires. Je crois qu'il faut les regarder sans s'identifier à elles. Pour les effets physiques, je me force à faire du sport. J'ai remarqué que ça avait un effet plutôt bénéfique sur tout ce qui est état grippal et douleurs musculaires.

— Tu prends du Dafalgan ?

— Non. Je préfère éviter. Je pense que nous avons la capacité de réagir avec notre corps. Le Dafalgan est juste là comme appoint de confort.

— Là, ça mérite un Ou-La-La.

Tout le monde regarde Delphine. Un Ou-La-La ? Qu'est-ce donc ?

Le Ou-La-La est un des outils thérapeutiques de Delphine. Quand quelqu'un a montré aux autres une attitude intéressante, a surmonté un problème, ou fait preuve de courage face à un tracas dû au traitement, tout le monde lui fait Ou-La-La.

— Alors là, Arnaud, Ou-La-La !

Nous reprenons tous derrière : Alors là, Arnaud, Ou-La-La !

Ce que j'évaluais mal, c'est combien il y avait de personnes complètement larguées en circulation.

Est-ce que finalement, nonobstant le décorum social, tout le monde l'était plus ou moins, ou est-ce que certains l'étaient vraiment de si cruelle manière qu'il était difficile d'envisager… quoi exactement d'ailleurs ? Une rédemption ? Une évolution ? Un passage vers des jours meilleurs, plus lumineux, où la Ribavirine aurait un goût de bonbons au miel et où ses effets seraient semblables à de la confiture de roses délicatement assaisonnée d'un léger cannabis ?

Je classe Arnaud « Iga Biva » dans les « Tr. » (transfusés).

Ensuite nous avons un M.M (marginal malchanceux), Alain Mikaël, rasta de son état qui a shooté une fois avec une fille et qui s'est fait « plombé ».

Également un PLN (par le nez), le cousin d'Iga Biva, Joël, publicitaire, qui, cocaïnomane, s'est vraisemblablement contaminé en sniffant avec une paille souillée. Son fibro-test étant dans le rouge, il s'est décidé à faire le traitement sur l'injonction de son cousin.

Reste une fille canon, son mec, un petit jeune, et moi.

— Alors moi c'est Muriel. J'ai vingt-neuf ans. Je suis ici parce que j'ai été contaminée au HVC de manière criminelle par un grand laboratoire pharmaceutique et que j'ai commencé le traitement il y a deux mois.

— Tu as beaucoup d'effets secondaires ?

— Énormément. C'est pour ça que je suis venue, mais je préfère en parler la prochaine fois parce que si ça commence à sortir on en a jusqu'à ce soir.

Son copain, Julien, a sorti une caméra et la filme. Delphine le regarde. J'entends Julien qui dit à mi-voix : C'est pour l'assurance, avec le procès, on est obligé, mais je filme qu'elle. Delphine acquiesce. Cette fois je suis complètement dans le truc. Dans un de mes derniers livres il y a aussi une histoire de caméra. Avec de l'argent à toucher. J'ai de nouveau une bouffée d'angoisse. Et si c'était moi qui inventais une partie de la réalité? Ça devait être ça, la folie. Croire qu'on invente le monde, et le monde qu'on invente est lui-même fou. Engoncé dans cette considération médico-philosophique, je reste les mâchoires serrées, pris d'une difficulté à respirer.

Muriel se met à pleurer, mais d'un sanglot si théâtral qu'il sonne faux.

Je vois que Pandore la regarde fixement. Il faut dire qu'avec son petit haut moulant et une jupe hyper courte, bronzée, jolie, elle est genre sex-à-fond. Je ne sais pas pourquoi, mais j'ai l'intuition qu'il s'agit de l'élément atypique de notre assemblée. Celui par qui pourrait surgir l'inattendu.

— Moi, c'est Julien. Je n'ai pas le HVC. Je suis ici pour soutenir Muriel dans son épreuve.

Il a un sourire en coin. J'ai l'impression qu'il s'en fout complètement. Normal, après tout, il n'a pas le HVC.

C'est à moi. J'explique succinctement que j'ai un peu pété les plombs avec le traitement, et que pour rassurer mes proches je préfère venir en parler.

— Voilà, je conclus, en riant bêtement. Rien de plus.

Au moment où je dis ça je suis pris d'une bouffée d'agressivité que j'arrive à dissimuler en accentuant mon ricanement de manière outrée, si bien que je reste un temps assez long, la bouche tordue et caquetante, de façon complètement bizarre, à fixer tout le monde.

Delphine n'a pas l'air de s'en émouvoir et me dit que c'est normal de « péter un peu les plombs », car le traitement provoque des distorsions psychiques. Approuvant, je ricane encore plus fort, tout en ayant envie de lui donner des coups de pied tellement elle m'énerve. Heureusement, je passe la parole à mon voisin Olivier, le petit jeune, qui s'est contaminé par négligence en se servant à de nombreuses reprises de seringues usagées. Je le classe donc dans les TA (Toxs Abrutis).

— Moi, ça ne va pas trop, dit Olivier. Je préférerais en parler maintenant.

— Pas de problème, Olivier. Tout le monde t'écoute.

— C'est par rapport à mes cheveux.

— ....

— Ça me fait super flipper.

— Tu perds tes cheveux. C'est assez rare, mais c'est effectivement un effet secondaire possible. Rassure-toi, c'est entièrement réversible en fin de traitement.
— Non, je ne les perds pas encore, mais ils sont gras.
— …

Brusquement il éclate en sanglots.

— J'ai les cheveux gras, putain ! Je suis gras à l'intérieur. Ça rentre en moi. C'est horrible !
— Qu'est-ce qui rentre en toi, Olivier ?
— Je ne sais pas, justement. Mais je me suis réveillé, j'avais les cheveux gras, alors j'ai pensé que c'était en train de rentrer par la tête.
— Non, Olivier, rien n'est en train de rentrer en toi par les cheveux. Tu as juste un effet indésirable de la Ribavirine qui a tendance à te donner des idées noires.

Elle se tourne vers nous.

— Ce que ressent Olivier est un effet classique du médicament. À partir de la prochaine séance, je vais proposer un certain nombre de petits trucs pour vous aider dans ces moments. Regarde Olivier, allez, tu prends ton porte-clefs, et hop, tu… chasses les mauvaises pensées !

Et la voilà qui se lève, fait des espèces de petits pas de danse, tourne et retourne sur elle-même, et finit par donner un coup de plumeau dans l'air – le sien est de taille normal – en criant : Je chasse les mauvaises pensées ! Je chasse les mauvaises pensées !

Ça pourrait être ridicule (et en fait ça l'est un peu), mais tout le monde joue le jeu et s'efforce de trouver ça comique. Nous rions donc ou au moins nous sourions. Je commence à me décrisper un peu.

— J'ai pas les cheveux gras ? demande Olivier, essuyant ses larmes.

L'effet du porte-clefs

Je rentre chez moi, perplexe, mon petit plumeau au fond de la poche. J'essaye de me remémorer Serge, lorsqu'il avait encore cette prestance qu'ont les junkies en début de carrière. Nous nous étions croisés au moment de la came qui rendait aveugle. C'était après la révolution iranienne. Des milliers de réfugiés avaient débarqué en Europe avec leurs économies converties en dopes. L'une d'elles, certainement mal raffinée, vendue à Belleville, avait provoqué des problèmes oculaires irréversibles. Les hôpitaux spécialisés avaient été pris d'assaut. Serge et moi étions passés au travers, mais plusieurs de nos connaissances d'alors étaient mortes, certaines avaient perdu la vue. D'autres étaient restées enfermées à l'hôpital pendant plusieurs mois. Une centaine de junkies en train de devenir aveugles, dans un service fermé pour ne pas qu'ils s'échappent, avant la substitution. Autant dire des fauves.

— Alors ? s'enquit-on à mon retour. Ça s'est bien passé ?

— Pas mal, j'ai dit, c'est… très théâtre. Comédie humaine. Plumeaux. Truc bizarre, quoi, c'est… comme si j'étais moi-même dans un de mes livres. Vieille connaissance de galère au rendez-vous. Enfin je veux dire, on a failli devenir aveugles ensemble et maintenant on est là en train d'essayer de guérir du HVC. Destin, quoi ! Sinon, plusieurs TTT et aussi TA.

Sur ces intenses réflexions, je monte m'affaler devant un DVD.

Le grand avantage d'être souffrant c'est quand même de pouvoir s'autoriser des choses que l'on ne fait jamais, comme par exemple regarder des séries américaines sur l'écran de son ordinateur. Je me passe deux épisodes de *Lost*, un de *Vingt-Quatre heures*, et un bout des *Soprano*, jusqu'au moment où je perçois un bruit bizarre dans la pièce. Une espèce de frottement. Je mets plusieurs minutes avant de réaliser que mes dents grincent tellement j'ai les mâchoires serrées.

Cette fois le diagnostic est imparable. Il est clair que je suis irrémédiablement en train de me transformer en Loup-Garou.

Un fâcheux concours de circonstances

Malheureusement, la nuit ne m'apporta aucune rémission. Non seulement des poils canins avaient poussé en nombre sur une partie de mon corps, mais en plus le facteur nous déposa aux aurores une petite surprise dont je me serais volontiers passé.

Avez-vous déjà petit-déjeuné en compagnie de votre femme, de votre fille et de votre fils étudiant d'un air atterré les courriers officiels expliquant que les éclairs de lumière pris pour une manifestation divine n'étaient en fait que de vulgaires flashs de radars autoroutiers ? Je suppose que non. Je suppose que le Seigneur, ou quel que soit le nom que l'on puisse donner au hasard régissant nos existences, vous a épargné cette épreuve. Elle me fut pour ma part infligée sans aucune mansuétude. Alors que je venais de passer une nuit épouvantable, habité d'une sensation affreuse de meurtre et de désolation, les lettres émanant du centre des amendes m'indiquèrent sans la moindre pudeur qu'ayant enfreint neuf fois la vitesse imposée j'avais neuf points en moins. Et comme j'en avais déjà eu un auparavant – auparavant dans le sens de *avant* d'avoir commencé à glisser vers la fosse abjecte où on enlevait le permis aux malheureux après les avoir shootés au HVC et aux Bonbons qui rendent Mauvais – il ne m'en restait, sur un crédit total de douze, plus que deux.

— Mais enfin, papa, merde, tu t'es pas rendu compte que c'était des radars ?

— Non, j'ai répondu, essayant de réussir à touiller mon thé sans déchirer le métal de la cuiller avec mes dents. J'ai cru que c'était Dieu.

Il y eut encore un temps de silence. Les yeux de ma femme se teintèrent de quelque chose d'assez déplaisant. Peut-être de la pitié. Oui, c'était ça, une espèce de pitié un peu lasse et fatiguée.

Cette fois nous ne fîmes pas appel à un psychiatre, mais à un avocat, dont le diagnostic fut sans appel. 1) Il fallait de toute urgence faire le stage de la Prévention routière, qui allait me redonner quatre points. 2) Surtout ne pas accepter de lettre recommandée émanant de la préfecture. En effet je pouvais avoir eu d'autres points en moins qui n'étaient pas encore comptabilisés et dans ce cas si j'arrivais à zéro je ne pouvais plus faire le stage et j'étais obligé de repasser le permis. Tant que je n'acceptais pas la lettre recommandée me signifiant l'absence totale de crédit, et donc le retrait du permis, c'était bon. J'avais encore le droit de faire le stage.

Je partis ce matin-là faire ma prise de sang bimensuelle dans un état de nerfs inédit.

Ma décision était prise. J'allais tuer le maximum de gens, danserais comme un cinglé en pogotant sur leurs cadavres, et ensuite je déchirerais mon permis de conduire.

— Ça va? me demanda la laborantine en me piquant. Pas trop dur le traitement? On en voit beaucoup qui craquent et qui arrêtent en cours de route. Il paraît que les effets secondaires sont très désagréables.

— Ah? avais-je répondu, l'ongle de mon index enfoncé jusqu'au sang dans la paume de ma main. En fait, c'est surtout psychologique. Un peu de fatigue peut-être, mais rien d'ingérable pour peu qu'on se donne la peine de faire un effort.

Le problème de l'Hépatite C lorsqu'on l'analyse depuis un panneau de signalisation routière

En quelques heures, mes effets secondaires, qui jusqu'ici avaient consisté en un mal-être physique assorti d'une tendance à la divagation, se muèrent en un état des plus désagréables d'irritabilité permanente.

Mon sens de la civilité, ma gentillesse, ma courtoisie, joindre mes interlocuteurs dès que j'avais connaissance de leurs messages, tenir la porte derrière moi pour le quidam suivant, sourire, bref tout ce qui faisait de moi un être civilisé semblait s'être évaporé.

À la moindre contrariété, mon unique envie était d'insulter tout le monde.

Quant à rappeler les abrutis qui abreuvaient mon répondeur de leurs sornettes, je ne préférais pas. Leur dire ce que je pensais d'eux aurait définitivement fait de moi un paria social.

Contraint et forcé, j'optais pour une espèce de mode « ne soulevons pas le couvercle, ça péterait immédiatement » très fatigant. Entretenir des discussions avec ses semblables sur un ton badin en songeant dans le même temps à leur crever les yeux demande une gymnastique des plus ardues. À chaque seconde, je craignais d'exploser pour de bon, et de me retrouver, non pas avec le permis B en moins, mais attaché à une camisole avec un meurtre sur la conscience.

Je fis le stage de la Prévention routière. La tête dans un étau, je passai la matinée à entendre parler d'accident, de blessés graves et de problèmes d'alcoolémie. À la coupure déjeuner, n'y tenant plus, j'acquis dans une quincaillerie proche une bombe à frelons d'un modèle professionnel, suffisamment puissante pour asphyxier ce tas de blattes malfaisantes. Au retour de la pause, l'animatrice me surprit, à côté des toilettes, en train de caresser l'aérodynamique de mon arme avec tendresse. Alors qu'elle me questionnait sur mon activité d'écrivain – j'avais été obligé de remplir une fiche de renseignements – je sortis la bombe et lui pulvérisai à bout portant dans l'œil, ne me détournant de mon acte criminel que pour arroser les autres connards accourus à ses cris. Ensuite, ivre de destruction, et profitant de la stupeur provoquée par mon méfait, je mis le feu au local, et m'enfuis. Il n'y eut aucun survivant.

— Papa, avait gémi ma fille le soir, au bord de la crise cardiaque, t'as pas vraiment fait ça ?

— Non, avais-je admis. Mais je n'en étais pas très loin.

La seule chose qui me faisait du bien, aussi incroyable que cela puisse paraître, c'était le groupe de parole. Cette stupidité me calmait. Le fait que les autres soient plus ou moins dans le même état que moi, que nous puissions évoquer en toute liberté le sujet des résultats de nos analyses : T'es à combien d'ALAT, toi ? Ah, une fois et demie la norme ! Moi je suis content, mes Gamma GT sont en chute libre, contribuait à mettre sur mes plaies un baume apaisant.

Au fil des séances, nous nous livrâmes de manière plus intime. Les caractères de notre galerie de personnages se complexifièrent. Mais celle qui tira son épingle du jeu et devint le personnage number one de ce théâtre de marionnettes un peu pathétique fut Muriel.

Il est vrai que son histoire avait quelque chose d'absolument décoiffant.

Visiteuse médicale pour un énorme laboratoire pharmaceutique, elle était en mission dans une clinique psychiatrique quand un forcené s'était jeté sur elle et l'avait poignardée avec une seringue avant d'essayer de la violer.

Là où ça devenait digne d'une série à suspense, c'est que dans cette clinique le même labo se livrait sur des patients à des essais concernant un médicament expérimental.

Selon les infirmiers, c'est le médicament, un psychotrope, qui avait fait perdre la boule au type.

D'après ce qui apparut par la suite, ces essais étaient pratiqués à la frontière de la légalité, pour ne pas dire de façon tout à fait illégale.

Traumatisée par son agression, Muriel découvrit peu de temps après qu'elle avait été contaminée par le HVC.

Le laboratoire, qui était un groupe international, avec évidemment une cotation boursière et des intérêts un peu partout, chercha à éviter le scandale.

Muriel subit des pressions. On essaya de l'intimider. On alla même jusqu'à laisser sous-entendre qu'elle avait une liaison avec le forcené. Bref, une ambiance de polar moderne, qui se termina par un arrangement à l'amiable, drivé en sous-main par Julien, qui les menaça d'un procès.

Muriel reçut une somme conséquente.

— Combien ? voulut savoir Châtiment. Parce que moi j'ai eu pas mal de galères avec les hôpitaux, je me demande si je pourrais faire pareil.
— Deux grosses patates ! répondit laconiquement Julien. Mais je leur ai vraiment mis la pression.
— Deux grosses patates ? nous étonnâmes-nous en chœur. Qu'est-ce que tu veux dire par deux grosses patates ?

— Deux millions d'euros ! Et là on remet le couvert, parce qu'ils doivent fusionner avec un autre groupe. Vu le traumatisme qu'on vit avec le traitement c'est minimum une patate de plus sinon je balance le documentaire sur les chaînes, y compris aux States.

— Oui, a renchéri Muriel. On les met à l'amende.

— Tu réalises un documentaire ? demandai-je.

Il tapota sa caméra.

— Oui, je suis réalisateur. Mais celui-là je peux te dire que c'est du lourd de lourd. Tout le monde le veut.

— Et tu ne vas pas le diffuser ?

— Pas s'ils raquent. S'ils raquent, je leur vends les droits, après ils font ce qu'ils veulent. Pour eux c'est tout bénef. Il y a un truc comme ça qui sort avant la fusion et leurs actions dégringolent.

— Je suis traumatisée, a dit Muriel – bronzée, pointes de nichons flamboyantes, l'air épanoui 200 %. Ça mérite bien une petite compensation.

Nous en restâmes cois. Ma famille, quand je leur racontai le soir, également. Particulièrement ma fille, qui depuis un moment faisait une fixette sur l'argent. L'énormité de la somme, associée au moyen avec lequel elle avait été obtenue, la plongea dans une méditation silencieuse. J'échappai ainsi à l'évocation de David Guetta et de son sempiternel concert. À défaut moi aussi de toucher des grosses patates, c'était toujours ça.

En numéro 2 après Muriel, arrive Olivier. Olivier, qui n'est toujours pas au top de sa forme. D'abord il a du mal à parler, puis il explique que ses pensées sont de plus en plus sombres.

— Tu peux essayer de les décrire ?

— Je ne sais pas, pleurniche-t-il, c'est comme des bulles qui arrivent.

— Des bulles de vilenie ? propose Henri.

— Non. C'est... Je suis chez Madame Basse-Cour et la Grosse Poule me picore.

— Elle te picore quoi ?

— Le ventre. Elle me picore le ventre et il y a du maïs qui sort.

— Tu es à quel stade de ton dernier fibro-test ?

— Je suis à 0,85 des deux côtés.

Il est un peu au-dessus de moi. Je crois qu'il est toujours tox, sous substitution, mais aussi qu'il boit. Autant dire pas dans une situation des plus brillantes.

— Tu sais que c'est important que tu n'arrêtes pas le traitement ?

— Ben oui, personne n'a envie de se retrouver dans l'estomac mou du Castor !

— ...

— Et dans ta vie, ça se passe comment ?

— Pas bien.

— Tu peux nous en dire plus ?

— J'ai eu des résultats.
— De test ?
— Oui. Ma charge virale a baissé.
— C'est génial !
— Oui, mais elle a dit qu'elle allait me quitter.
— Qui ?
— La fille avec qui je vis.

Temps de silence. Pour ceux qui ne sont pas habitués à ce genre de confession publique c'est à la fois... troublant, émouvant, un peu gênant. On ne peut pas également s'empêcher d'être vaguement captivé. Delphine hoche la tête.

— Le jour où ton foie guérit, elle fait saigner ton cœur...
— Ouais, mais c'est de ma faute.
— Pourquoi ?
— C'est à cause du problème que j'ai.
— ...
— J'ai une odeur tout le temps.
— Une odeur ?
— Je pue des pieds.
— Pardon ?

Visage à peu près aussi perplexe de Delphine que ceux des commentateurs sportifs au moment du coup de boule de Zidane lors de la finale 2006. Perplexité aussi dans le groupe. Il pue des pieds ? Personnellement, je n'ai rien senti. Vague ricanement du côté de Julien.

— Oui. Le matin quand je me lève j'ai beau me dire que ça va, je me renifle, mais dans ma tête, je pue des pieds.

Nous accueillons cette précision avec sang-froid. Delphine a un petit temps de réaction, elle cherche vraisemblablement quel déodorant psychique utiliser. Soudain la voix de Muriel nous ramène à la réalité.

— Putain, tu peux les faire cracher un bon paquet.

Nous la regardons sans comprendre.

— C'est pas sur la notice des effets secondaires, les hallucinations olfactives. Tu fais une fausse tentative de suicide et tu leur demandes des dommages et intérêts.

— Vous croyez qu'il pourrait toucher combien ? demande Pandore, que je découvre beaucoup plus intéressé par ce genre de problème que je ne l'aurais supposé.

— Pas énorme, évalue Julien. Mais peut-être quand même dans les cent mille euros.

— Faut que je m'adresse à qui ? veut savoir Olivier, retrouvant brusquement une bouffée d'espoir. Parce que c'est pas toujours exactement la même odeur. Des fois c'est comme si je puais avec des chaussures en cuir l'été, et des fois avec des baskets.

— On te filera l'adresse de l'avocat, lui assure Muriel. Mais faut que tu sois tout le temps derrière, parce que sinon il fait rien. C'est des feignants.

Avant de me donner la parole Delphine précise sur un ton un peu sec que le groupe a pour vocation d'aider les gens à surmonter leurs problèmes, pas à faire des procès.

La Grande Sé au risque du groupe de parole

Comme je m'y suis engagé avec mes proches, j'y vais aussi de mon laïus. Je raconte sans complaisance mes pérégrinations, sans trop entrer dans les détails quand même, mais avec l'histoire de Bottillons et Gaine. J'essaye de tourner ça sur un mode humoristique, mais je vois que ça fait un peu le type qu'a déraillé complètement.

— Tu as fait exactement la même erreur que moi à mon premier traitement, m'assène Delphine. Tu as considéré les médicaments comme des ennemis, alors que c'est des alliés. Tu as créé deux personnages, Gain et Bottines…
— Gaine & Bottillons.
— … Oui, Gaine et Bottillons, qui sont venus matérialiser les effets secondaires des deux médicaments, l'Interféron et la Ribavirine, que tu vis comme un fardeau, IN-RI. C'est exactement le contraire qu'il faut faire. N'oubliez pas que l'Interféron est une protéine qui vient vous aider à vous débarrasser du virus. Ce n'est pas elle qui fait le travail. Elle vous permet de le faire. C'est votre corps qui va expulser le HVC, c'est pour cela qu'il faut aider les médicaments, et non pas aller contre.

— Tu veux dire qu'on doit aider notre organisme avec notre volonté ? – le Rasta, intéressé.

— Absolument. C'est pour ça que j'ai proposé un Ou-La-La l'autre jour pendant le partage d'Arnaud. Sa réaction est très saine.

— Que dois-je faire, alors ? je demande, curieux.

— Peut-être l'inverse. Te servir de ton imagination pour te créer des guides positifs.

— OK, je dis, bien reçu. Je vais y réfléchir.

Cette analyse me fait du bien. Je me sens rassuré, mais dans l'escalier Henri me glisse que lui aussi connaît Lopez de La Salière, et qu'il ne vaut mieux pas trop toucher à ces trucs-là, avant de disparaître en clopinant dans ses pantoufles, ce qui me provoque comme une remontée d'acide, avec des palpitations cardiaques et une vague odeur de camembert. Ça m'affole totalement. Sentir le camembert dans ma tête le matin en me réveillant fait partie des choses que je me sais d'avance absolument incapable d'assumer. C'est le moment que met à profit Julien pour me demander ce que j'écris.

— Des romans, je réponds en bafouillant. Un peu de tout.

— Et le plus connu, c'est quoi ?

— Heu, je fais, toujours sous le choc de ce que vient de me balancer Henri et de l'odeur. *Regards sur la surdité*, je crois. C'est… rencontre entre un aveugle et un sourd, mais, ésotérique quoi, symbole, c'est pas… Intégré dans fresque avec cycle, je veux dire description du début du millénaire, on est tous un peu sourds et aveugles non ?

— Et t'en vends beaucoup ?

— Heu, je fais, oui, enfin c'est… Littérature quoi, pas non plus une folie…

Ils partent, lui et Muriel, en se foutant de ma gueule. Heureusement, l'odeur de camembert s'estompe.

Retour sur investissement

Chez moi tout le monde attend maintenant la suite du feuilleton. Pue-des-Pied-dans-sa-tête provoque quelques remarques sarcastiques. Par contre Henri et sa connaissance de Lopez de La Salière active le signal d'alarme. C'est qui ce con avec ses pantoufles ? s'emporte ma femme, à bout avec cette histoire de traitement. Ça ne va pas recommencer, non ? Ma fille, elle, suggère que je me concentre plus sur le camembert et qu'on essaye de demander nous aussi des dommages et intérêts.

De son côté, mon fils n'est pas resté les deux pieds dans le même sabot. Il a contacté les dévots de Padre Chéros, et plus exactement le directeur financier de l'association, a tempêté en les menaçant d'une plainte, tant et si bien qu'ils me renvoient un chèque de trois mille euros par recommandé aujourd'hui même.

J'avoue que cette nouvelle m'allège quelque peu, ce qui prouve que je dois être en train de réadhérer à la réalité. Malgré cette persistance de mon état irritable, que je gère en fourbissant à longueur de journée des imprécations mentales et muettes, donc sans grandes conséquences, contre la moindre personne que je croise, je me sens quand même légèrement mieux.

J'ai encore refait une prise de sang et j'attends avec impatience les résultats.

Delphine a raison. Je dois revenir à une position plus… saine. Le médicament est là pour me guérir. Guérir ! Fini Bottillons et Gaine, me dis-je en m'affalant devant *The Shield*. Allez ouste ! Un coup de plumeau. Place à Cop & Gus, mes bons amis, et à Pégasys, leur fidèle cheval ailé. Eux me comprennent. Eux m'aident à expulser le virus de mon corps.

Et il n'y a aucun maléfice là-dessous. C'est purement technique.
Oui, purement technique !

Je me suis répété ça et puis je me suis fait un Ou-La-La.

Aidez-moi Cop & Gus ! Aide-moi Pégasys !

Vous êtes mes alliés. Là-dessus j'ai monté le son, parce que la femme de Vic se barrait avec les enfants, ses équipiers avaient perdu la coke, et j'avais envie de savoir ce qu'il se passait ensuite.

Un remède ancestral contre la morosité

Mais j'avais beau essayer de « positiver », de voir dans ce traitement le nec plus ultra thérapeutique, il n'empêche. Si je n'avais pas encore réellement tué quelqu'un, c'était grâce à une volonté d'airain qui se fendillait de jour en jour. Pas plus tard que la veille j'avais failli molester le contractuel en bas de chez moi et prendre violemment à partie un producteur. Quant à mon éditrice, je l'avais tout simplement agonie d'injures avant de lui raccrocher au nez.

Heureusement, il y avait Muriel.

Lors du groupe suivant, elle tint de nouveau le haut du pavé, m'apportant une diversion salutaire. Delphine ayant demandé si certains parmi nous avaient trouvé des solutions au malaise provoqué par les médicaments, elle leva le doigt et nous expliqua le phénomène suivant : l'activité sexuelle était un remède infaillible face aux problèmes posés par le traitement. Derrière elle, Julien souriait franchement, sourire assorti, me sembla-t-il, de quelque chose de plus… subtil ? vaguement trouble ?

Avec un charme désarmant, Muriel nous raconta ses derniers ébats avec son compagnon.

— À ce moment-là, j'étais au bord du suicide. J'ai vraiment songé à me foutre en l'air. Je pensais que je pourrais me balancer – évidemment pendant qu'elle dit ça la caméra filme et elle regarde l'objectif – et puis j'ai essayé de me raccrocher de toutes mes forces à quelque chose de positif, et Julien est venu, et on a fait l'amour.

Petit sourire de Delphine qui acquiesça, et qui reconnut qu'elle aussi avait eu recours à ce genre de thérapie.

— Vraisemblablement parce que l'activité sexuelle stimule les glandes endorphines.

Nous hochâmes tous la tête. Ah bon? Mais ce n'était pas fini. En fait, Muriel commençait à peine.

— Alors tu vois Julien est venu et il m'a renversée sur le canapé et il a commencé à me lécher. En fait je n'avais pas de culotte, chez moi j'en mets jamais. Des fois même quand je sors, j'en mets pas non plus. Je m'arrange aussi pour qu'on s'en aperçoive. Après il s'est retourné et on a fait un soixante-neuf. Puis il m'a prise en levrette. Dans ces cas-là, je fais exprès de crier fort pour que le voisin entende. On est sûr que ça l'excite, on l'a déjà vu qui se branlait derrière sa fenêtre! Pendant que Julien me prenait, il m'enfonçait aussi son pouce par derrière, et moi je me caressais avec ma main, comme ça j'avais les trois plaisirs. Il manquait plus que je suce un autre mec en même temps, et juste quand j'en ai eu envie, il me l'a chuchoté à l'oreille, en me demandant si ça me plairait. Ça m'a fait jouir et après on est sorti.

On s'est promené jusqu'à ce qu'on trouve un mec qui nous plaise. On a été dans un Formule 1 et Julien m'a prise pendant que je suçais le mec. Et après on a été goûter dans un salon de thé rue de Rivoli, et comme on se faisait chier et que de toutes façons on est obligé de venir pour le documentaire, on s'est dit on va aller voir les loques, ça nous changera les idées.

Il y eut un temps de silence. Assez long. Il n'y eut pas de Ou-La-La.

— OK, finit par dire Delphine. Qui d'autre?

Il fallut un certain temps pour que nous retrouvions nos esprits. Plusieurs d'entre nous étaient bouche ouverte. Olivier notamment. Un léger filet de salive lui coulait de la commissure des lèvres.

Un futur hit?

Le lendemain, j'ai rendez-vous chez Alain Mikaël, le rasta, que j'ai classé au départ dans les MM (Marginal Malchanceux). Sur les conseils de Delphine j'ai accepté de jouer le jeu et d'écrire avec lui une chanson sur l'Hépatite C. C'est un garçon discret, très accaparé par ses projets musicaux, et que je trouve plutôt sympathique. Je vais donc m'efforcer de rester calme. C'est du moins ce que je me dis en sortant de chez moi, mais je suis dans un tel état de tension que je dois me faire violence pour ne pas me mettre à frapper mon voisin de bus. Par contre, aucune odeur de camembert. Ce qui est quand même, n'en déplaise à ma fille, la vraie good news de la matinée.

— Tu sais ce que je pense? me demande mon nouvel ami, après m'avoir proposé une tasse de thé.

— Non, je dis, les mâchoires serrées par une bouffée de haine à l'état pur.

— Que si le Très Haut nous a donné ce problème d'HVC, avec en plus un médicament qui te met les nerfs en pelote et qui te fait voir tout en cafard, c'est pour t'apprendre quelque chose.

— Oui, j'approuve machinalement, essayant d'éviter de lui mettre mon poing dans la gueule tout de suite. C'est certainement pour savoir si on est capable de prendre le métro sans insulter tout le monde. Il doit en avoir besoin pour ses statistiques.

Il a roulé un spliff. J'avais déjà griffonné quelques phrases, le début d'un couplet, une idée de refrain. Heureusement parce que dans l'état de début de démence où je me trouve, je suis incapable de la moindre idée. Nous arrivons malgré tout à un résultat… édifiant :

Hépatite C

Toi qu'un jour de mon passé
J'ai malheureusement contractée

Hépatite C

Toi qui sans vergogne
Mon foie tu as attaqué

Hépatite C

Longtemps je t'ai portée
Mais aujourd'hui j'en ai assez

Alors
Virus, virus
À toi qui crains
J'opposerai Pegasys
Virus, Virus
Et si tu tentes un bis
Là j'te mettrai Copégus

— Tu crois que tu pourrais en parler à la maison de disques où t'as des contacts ? s'interroge Alain Mikaël, confiant. Avec le nombre de gens contaminés par cette saloperie, ça peut toucher vachement de monde. On peut faire un hit !

— Certainement, je réponds, envahi d'un début de bouffée hallucinatoire qui fait que son visage prend vaguement la forme d'une truite. On pourrait même envisager une émission de télé caritative par-dessus.

Un franc succès

Mes tests intermédiaires sont bons. Mes transaminases ont baissé. ASAT, ALAT, Gamma GT sont presque normales. Du coup j'ai un très léger accès d'euphorie. J'en ris tout seul. *Et là je te mettrai Copegus!*

À la « ré-u », Alain Mikaël vient avec sa guitare. Il chante notre tube, je l'accompagne en tapant dans mes mains. Évidemment nous obtenons sans problème notre Ou-La-La. Pris dans mon élan de bonne humeur, et dans un souci de partage, j'embraye aussitôt sur ce que j'ai ressenti à Lourdes.

— Gifle ! Vraiment gifle ! Gens dans des états physiques impensables. Cauchemars, quoi ! Calvaire. C'est… ensuite effets secondaires traitement… je veux dire c'est évident que chanson s'impose.

Deuxième Ou-La-La.

Ensuite baisse de régime et retour à un état plus lambda, car Muriel nous refait un show. Elle a fait exprès d'allumer un mec dans une soirée et de ramener sa culotte humide à Julien qui l'attendait. Ils ont baisé. Puis ils sont allés faire d'autres folies dans un endroit prévu à cet effet, mais ça a fini par la lasser, à cause de l'effet secondaire – regard éploré vers la caméra – elle a de nouveau fait une super crise de déprime, alors ils ont trouvé un mec par Internet et ils sont allés se remonter le moral chez lui. Ils se sont réveillés juste à temps pour la réunion avec les loques.

Personne ne commente. Je me sens complètement dédoublé. D'après mes calculs, il me reste entre deux et quatre mois de traitement. Ça va dépendre de ma charge virale. Je me fais la réflexion que si ça se trouve Muriel n'a pas de culotte. Le temps de silence – couleur vaguement beige – s'éternise. Puis quelqu'un finit par craquer. C'est Serge, que je soupçonne de ne pas vivre aussi bien qu'il le prétend son statut de toxico permanent.

— Je peux te demander pourquoi tu viens là ?

Muriel le regarde, comme s'il était complètement ahuri.

— Pourquoi on vient là avec Julien ?
— Oui, pourquoi vous venez voir les loques, avec vos deux grosses patates ?

Elle rejette ses cheveux en arrière, petit coup d'œil à Julien, qui filme toujours.

— Ben, déjà on est un peu obligé, vu qu'on met le labo à l'amende, c'est bien qu'on me voie dans un cadre où je souffre. Moi je ne suis pas comme toi, je suis quelqu'un de parfaitement insérée socialement, alors venir dans un endroit où il y a des gens à la dérive, c'est hyper dur. En même temps, tu vois, j'essaye vachement de positiver. Alors plutôt que de voir le mauvais côté je me dis que ça doit me remonter le moral de voir comment vous êtes tous dans la merde. En plus Julien ça l'excite tous les trucs que je vous raconte. Il sait que vous êtes des frustrés, que vous devez vous branler en y repensant. Hier soir, il m'a dit : Regarde, il est onze heures et demie, je suis sûr qu'il y a déjà au moins un ou deux tarés qu'ont dû envoyer la purée.

Les réactions sont diverses. Quelques insultes, de la surprise. Delphine paraît peut-être la plus choquée. Elle le dit. Ou plutôt elle essaye de le dire, car elle ouvre la bouche, ses lèvres tremblent d'indignation sans arriver à s'exprimer. Elle finit quand même par surmonter son bégaiement.

— Je… je ne suis pas sûre de pouvoir continuer à accepter votre participation à ce projet. Ce que je viens d'entendre va totalement à contrario de l'esprit du groupe de parole. Je… je…

Mais Julien la smashe sans pitié.

— Excuse-moi Delphine, mais c'est une association qui est financée par des fonds publics, au service de gens souffrant des effets secondaires du traitement du virus HVC. C'est un groupe de parole. On demande à Muriel de s'exprimer en toute franchise, elle le fait. Si tu penses que ce qu'elle raconte est bizarre ou ne te convient pas, c'est peut-être justement parce qu'elle est perturbée par les médicaments. C'est à toi d'apporter des solutions, et ce n'est pas en mettant les gens qui en ont besoin dehors que tu feras progresser le problème.

Ce soir-là je prends le métro abasourdi. Presque frappé de stupeur. Et si tout partait complètement de travers ? Feu rouge, plus points en moins, plus charge virale trop élevée, plus irascibilité permanente et indemnités grosses patates sur culotte humide, est-ce que ça risquait pas de produire dans quelques mois une petite pancarte en carton indiquant : PERSONNE DANS LA GÊNE SUITE À DÉBOIRES POST-MODERNES (TRAITEMENT HVC, PERMIS À POINTS, BROUILLE AVEC MILIEU SOCIO-PROF) ACCEPTE TICKETS RESTAURANTS. Est-ce mieux de mettre un bol par terre ou une vieille casquette suffirait-elle ? Combien de temps fallait-il pour perdre totalement pied, je veux dire de nos jours ? Six mois ? Un an ?

— Alors ? m'a-t-on demandé comme tous les soirs. Ça va ?

— Moyen, j'ai répondu. Muriel s'est refaite baiser, et moi je crois que je vais devenir clochard.

Intense effort intellectuel à la portée de tous

Néanmoins, preuve que même au fond des puits les plus sombres peut encore briller la lueur de l'espoir, j'ai encore eu de nouveaux résultats, cette fois vraiment encourageants.

Ma charge virale est de plus en plus proche d'un résultat indétectable. Mes transaminases ont encore baissé. Je vais peut-être guérir, et ce qui est étrange c'est qu'avec les effets secondaires, cette partie du problème était jusqu'ici passée au second plan.

Voyant reculer les portes de la mort je comprends qu'il est peut-être temps de me remettre au boulot. L'un dans l'autre, un avenir organisé autour d'une petite pancarte en carton et d'une vieille casquette n'est peut-être pas encore un truc pour moi.

L'ennui, c'est qu'avec le traitement j'ai, même si le côté divagation s'est quelque peu estompé, des problèmes de concentration, rendant difficile un travail d'écriture. Heureusement, Delphine, montrant par là qu'elle connaît son affaire, nous propose un exercice destiné à palier à ce léger dysfonctionnement.

— J'ai un nouveau truc à vous proposer, nous annonça-t-elle comme en écho à mes pensées. J'ai remarqué que ce qui ressortait souvent dans vos partages ce sont les problèmes de concentration. C'est un des effets secondaires de la Ribavirine les plus courants.

Et hop, la voilà qui sort de sous sa chaise un sac en plastique d'où elle extrait une cargaison de trucs qui ressemblent à des… mots fléchés.

— Vous allez me faire chacun un Su-Do-Ku !
— Un quoi ? nous écrions-nous tous en chœur.

Ô mes amis, avez-vous déjà fait du Su-Do-Ku ?

Et l'avez-vous déjà fait alors que votre psychisme est perturbé par un médicament tel que la Ribavirine ?

Depuis peu, le Su-Do-Ku a déferlé dans le monde des jeux de logique. Personnellement je ne me suis jamais adonné à ce passe-temps. Je ne sais même pas de quoi il s'agit.

Delphine nous a pris des Très Faciles.

Son calcul est simple. Comme nos pensées, par l'effet du médicament, ont tendance à emprunter des cours soit décousus, soit légèrement obsessionnels à tendance déprimante, nous plonger dans des énigmes logiques devrait nous ramener sur un chemin plus lumineux.

Je passe déjà un certain temps à comprendre la règle. Une fois qu'on l'a comprise, c'est bien sûr simple, mais il me faut une bonne heure pour cerner qu'il s'agit d'une grille composée de plusieurs carrés de chiffres allant de 1 à 9 s'organisant en suites. Le but étant que ces suites soient cohérentes, et forment des lignes ou des carrés composés des neuf chiffres. Il ne peut donc pas y en avoir deux semblables ni sur la même ligne, ni dans le même carré.

Je m'attelle à la première grille. Delphine a raison, c'est extraordinaire. Mon cerveau se met à fonctionner de manière absolument… logique. Une case en emmène une autre, un rouage se met en marche. Tout est parfaitement organisé.

Je me sens… efficace. Efficient. Phosporent. Mon intelligence, telle une cisaille affûtée, se joue des problèmes. 4 ici. Un 6 là et donc le 7 va là.

Ô mes amis, avez-vous brusquement vu s'écrouler la montagne que vous étiez en train de bâtir ?

Sur la même ligne, à deux chiffres de distance, se tiennent deux 3, m'indiquant que ma construction, si finement échafaudée, est en fait totalement foireuse.

Je me suis planté. Une sueur glaciale m'envahit l'échine. Ce n'est pas possible.

Je continue à aligner d'autres chiffres. Là un 6, là forcément un 9, m'attendant tout d'abord à voir la situation s'éclaircir, puis comprenant que ce n'est pas le cas comme un forcené essayant de forcer un barrage, là un 8, et là un 4, le 3, putain, maintenant j'ai deux 6 sur la même ligne, et là deux 7. J'ai l'impression d'avoir des cracs, cracs, à l'intérieur de la tête.

Alors, me murmure la sinistre voix de Gaine, il y a quelque chose qui cloche dans les alignements mathématiques ?

Arrête, renchérit Bottillons en écho, tu vois bien que tu le déconcentres.

Je regarde ma pauvre grille. Elle est toute raturée.

Pas question de flancher, je me dis. Non, pas question de flancher ! Je fonce dans la chambre de ma fille lui chourer une règle et un stylo, et je reviens à mon bureau décalquer la grille pour recommencer. OK, le 4 là, ici les 6, 7, et 8, et 5 et 9. OK. Je valide. Idem pour le 2 là.

À sept heures du soir, quand ma famille rentre, ne voulant pas être déconcentré, je vais m'enfermer dans les toilettes. J'ai comme des tournis partout. C'est la quatrième fois que je décalque la grille, et la quatrième fois que j'ai faux.

— Tu sais où est ton père ?

— Non, a dit mon fils. Je l'ai pas vu depuis que je suis rentré.

— Je crois qu'il est en train de repéter les plombs, a balancé ma fille. Ça fait trois quarts d'heure qu'il est enfermé dans les toilettes, et il a pris ma règle.

Dans le gouffre abject de la démence

J'arrive à la réunion suivante dans un état fébrile. Les autres ne sont guère plus frais. Tout le monde tient son livre de jeu Su-Do-Ku à la main. Les visages paraissent défaits, comme après une épreuve particulièrement âpre.

— Alors ? demande Delphine à la cantonade. Ça s'est passé comment ?

Seul un mur de mines inquiètes, dévorées d'éclairs d'angoisse, lui répond.

— Chaud, finit par lâcher Alain Mikaël. Et pourtant j'étais bon en maths !

— J'ai cru que j'allais devenir fou – Joël, radical.

— Ça m'a décuplé l'effet secondaire, et je n'arrive plus à dormir – Arnaud, l'air épuisé.

— J'ai laissé tomber, c'est un truc de malade – mon vieil ami Junky for Ever.

— Ça m'a fait mal à la tête – Pandore, plus classique dans les effets.

En gros, à des degrés divers, nous avons tous badtripé. Manifestement, non seulement le Su-Do-Ku n'est pas recommandé en cas de traitement du HVC, mais il est même à noter dans les contre-indications.

La seule évidemment qui s'en soit honorablement sortie c'est... Muriel.

— Vous allez encore penser que je le fais exprès pour vous choquer mais moi j'ai trouvé ça très agréable, parce que je l'ai mis en scène de manière ludique. Je vous raconte ou vous allez encore m'en vouloir après ?

Sourires crispés. Serge fait un geste de la main : Non, c'est bon, vas-y. Delphine acquiesce. Oui, on t'écoute, Muriel. Julien arbore des lunettes noires, on ne voit pas ses yeux.

— Alors j'ai commencé à faire le jeu, mais je me suis mise dans une position spéciale.

Tout le monde attend, résigné.

— Je me suis mise à quatre pattes, vous savez dans la position qu'on appelle la levrette, et Julien m'a prise par derrière, enfin pas sodomisée, mais normalement, et ce qu'il a fait c'est qu'il est resté sans bouger, j'avais juste droit à un mouvement quand je trouvais un chiffre, et en même temps il me demandait si ça m'excitait de faire la connerie de la nazebroc du stage, et moi j'étais toute mouillée, et quand je finissais un carré complet ou une ligne là il y allait et il me défonçait jusqu'à ce que je jouisse.

Julien a un début de fou rire, qu'il essaye de dissimuler derrière une toux nerveuse. Nous attendons stoïques la fin de : « Partage X du jour ». Delphine ne bronche pas. Soudain Henri fait remarquer qu'Olivier n'est pas là.

Effectivement, c'est le seul qui manque. Nous nous inquiétons. Delphine, certainement déstabilisée par l'échec du Su-Do-Ku et les piques de Muriel-Julien, demande si quelqu'un a son numéro. Oui, nous sommes plusieurs à l'avoir. Serge appelle. Ça a l'air de sonner dans le vide. Message. On entend vaguement à travers le haut-parleur du téléphone. Serge fait une drôle de tête. Qu'est-ce qui se passe ? demande Delphine, manifestant une légère angoisse. Il ne répond pas ? Temps de silence. Serge nous regarde sans rien dire. Il refait le numéro et arrive cette fois à mettre mieux le haut-parleur. Sonnerie. Dring. Dring. Ça répond. C'est la messagerie.

Allo, ici c'est moi qui pue des pieds
Alors je fais du Su-Do-Ku
Et là je Su-Du-Ku
Et du coup je pue du cul.

La voix est aigrelette. Une tonalité de cinglé. J'en ai la chair de poule. Je ne suis pas le seul.

— Il faut faire quelque chose, réagit le premier Pandore. Il est en train de basculer dans la folie.

CERTAINS PATIENTS ONT ÉTÉ JUSQU'AU SUICIDE!

La phrase, que nous avons tous lue au début de notre traitement, en prenant connaissance des risques que nous encourions à nous lancer dans ce pari, semble s'afficher sur un écran invisible en lettres de feu.

— J'ai son adresse. – Delphine, essayant de reprendre les choses en main.
— Il habite vers où ?
— Pas loin, dans le haut du dixième, derrière Gare du Nord.

La décision n'est pas longue à prendre : nous y allons tous, y compris Muriel et Julien, qui tout contents d'avoir un épisode d'action pour le documentaire et passant outre leur engagement de ne cadrer que Muriel, filment de plus belle.

Comme un train de wagons s'enfonçant vers les profondeurs inexorables de nous-même

Le voyage en métro ressemble à une incursion dans un train fantôme. Nous sommes tous hyper stressés. L'ambiance est lugubre.

— C'est peut-être que le premier, suggère Joël, sans qu'on sache très bien s'il pèche par excès de causticité ou s'il est vraiment sérieux. On va peut-être tous y passer.

— Le Châtiment, rebondit Henri. Tout le monde, un jour ou l'autre, est face à ça.

— Putain, c'est vrai que c'est la première fois de ma vie que j'ai envie de me flinguer – Serge, abaissant sa garde.

Le métro roule. Nous passons les stations. Dans un dernier réflexe de curiosité avant de sombrer, je demande à Henri ce qu'il sait d'autre sur Lopez de La Salière. En fait, éclaircissement fait, il ne s'agit pas de La Salière, mais de La Valière. Un noble du XIXe siècle passionné d'occulte. D'où sa mise en garde. Quant aux chaussons, il vient avec parce qu'il habite l'immeuble d'à côté. Au moins j'en aurai eu le cœur net.

— Tu t'intéresses aux trucs de magie et tout ça ? me demande Julien.

— Pas du tout, je réponds sèchement. C'est une coïncidence.

Le métro, suite à un problème sur les voies, s'arrête.

— Si ça se trouve, il est en train de se balancer, souligne Muriel, et, à cause d'une petite panne, on n'aura pas pu le sauver.

Delphine la fusille du regard. Muriel n'en a cure et continue, imperturbable.

— Ça peut être chaud. La famille peut se retourner contre toi. Tu peux raquer toute ta vie.

Le métro repart. Je vois des colonnes de chiffres de Su-Do-Ku qui défile sur les carrelages RATP. Je le dis à Alain Mikaël qui rigole et précise que lui c'est quand il marche, il compte à chaque pas pour voir si ça rentre dans la ligne et dans le carré. Nos réflexions maladroites finissent, je pense, d'achever Delphine, qui termine le voyage en se mordant violement les lèvres et en roulant des yeux en billes de loto.

Olivier – que Julien s'obstine sans vergogne à surnommer Pue-des-Pieds – habite dans un immeuble parisien lambda, à la façade grise et sale. Le digicode du porche est cassé. Ne connaissant pas son nom de famille – le groupe sur le modèle Narcotiques Anonymes met un point d'honneur à préserver l'anonymat, c'est d'ailleurs un coup de chance que Delphine ait eu son adresse – nous ne savons pas quoi faire.

Heureusement sur une des boîtes aux lettres figure, inscrit dans une écriture d'un autre âge, parfaitement calligraphiée, un nom : Neuville, assorti d'un Olivier en prénom.

— Si l'on raisonne en termes de Su-Do-Ku, il doit s'agir de lui, ironise Joël.

Il y a un deuxième digicode, celui-là par contre marche et interdit l'accès à l'escalier. Serge, qui a gardé quelques réflexes de ses années de rue, l'explose d'un coup d'épaule.

— Quel étage ?
— Cinquième !

Pas d'ascenseur. Nous montons quatre à quatre. Sonnette. Elle ne marche pas. Nous tambourinons. Pas de réponse. Il nous semble pourtant sentir à l'intérieur une présence. Alain Mikaël se couche au ras du sol. Oui, il y a une ombre qui passe.

— Ouvre, supplie Delphine, même si j'ai commis une erreur, nous pouvons encore t'aider !

Aucune réponse. Julien filme.

— Au moins vous aurez une preuve que vous avez essayé de le sauver ! Je vous ferai un double si la famille vous attaque.

Sur le côté Pandore le fixe. J'ai l'impression qu'il tient quelque chose dans sa main. Je me demande si ce n'est pas aussi une petite caméra.

— Tu fais tes doubles sur quoi ? demande-t-il, de façon, vu les circonstances, un peu déplacée.
— J'ai tout sur mon disque dur, répond Julien, très technique, après je peux ressortir ce que je veux.

Nous prenons finalement la décision de prévenir les pompiers. Qui arrivent sur les chapeaux de roues moins de sept minutes après avoir reçu l'appel. Qui comprennent en un quart de seconde la situation et mettent environ une demi-minute à dresser la grande échelle.

— Ils vont le sauver, prie Delphine, redevenue croyante. Il faut qu'il le sauve !

Le pompier est en haut. Enjambe le petit balcon. Casse la fenêtre d'un coup de hache. Passe à demi à l'intérieur. On entend un bruit sec. Boum. Une détonation ?

Le pompier reflux sur le balcon, plié en deux. Le deuxième pompier qui était derrière lui fait des gestes.

— Qu'est-ce qui se passe ? demande le chef dans le talkie. Vous avez un problème ?
— Il est armé, grésille l'outil de communication. Je crois que Bob a morflé.
— Merde, dit le chef à un autre resté dans le camion. Appelle le commissariat, on a un taré !

Bob réussit à être évacué. Il a vu une ombre et ressenti un coup dans la poitrine, amorti par son baudrier. Certainement un flash-ball, analyse l'équipe.

Les flics arrivent, toutes sirènes hurlantes. La rue est bloquée. En tant que proches témoins nous sommes admis à rester.

— C'est foutu, gémit Delphine. Cette fois c'est foutu.

Une escouade protégée par des gilets pare-balles et munie d'explosifs se lance à l'assaut de l'escalier.

Quelques minutes plus tard on entend un bruit de… de bombe.

— Ils sont en train de péter la porte, explique un pompier. Et si le gars est armé, ils vont le gazer au 80 %.

— À la grenade? veut savoir Julien, toujours curieux.

— Oui, répond laconiquement un autre pompier.

On entend soudain des cris. Une nouvelle détonation. Re-bruit sec.

— C'est bon, dit un autre pompier qui est à côté des policiers restés en bas. Ils l'ont eu, ils le descendent.

— Delta Charlie Delta ou… vivant? s'inquiète Henri, très au fait de la terminologie policière.

Personne ne lui répond. Nous attendons en transe. Au bout d'un temps qui nous paraît interminable une civière apparaît dans le hall de l'immeuble. Un corps ligoté et frappé de convulsions y gît lamentablement. C'est le moment choisi par Olivier, exactement à la manière d'une comédie de boulevard, pour surgir et s'exclamer : Ô, mais c'est mon voisin, qu'est-ce qui est arrivé ? Et que faites-vous là tous ?

Comme au Su-Do-Ku, une fois le corrigé sous les yeux, tout paraît limpide.

Olivier, loin de déprimer, s'est en fait senti des ailes suite à l'exercice proposé par Delphine – le visage ravagé par les larmes, cette dernière est au bord de la crise d'hystérie. Galvanisé, il a voulu écrire, comme Alain Mikaël et moi, une chanson, et l'a enregistrée sur son message de portable. Il n'est pas venu au groupe car il avait rendez-vous avec sa copine avec qui d'ailleurs il va peut-être se remettre. Il n'avait pas répondu au téléphone car son portable était tout simplement resté chez lui.

Quant au voisin, l'explication était encore plus simple. Croyant avoir affaire à des cambrioleurs – le quartier était notoirement bourré de junkies – il a tiré au flash-ball sur le pompier, et a été ensuite neutralisé par la police.

Nous nous éclipsons un peu lâchement, avant que quelqu'un ait la présence d'esprit de nous faire un procès et de nous demander des dommages et intérêts.

Fin du tunnel et nouveau rebondissement ?

À la maison, cette fois c'est l'hilarité générale. Je passe la soirée à mimer le boum du flash-ball, la grande échelle, le malheureux voisin sur son brancard, le voyage en métro comme vers les profondeurs mêmes de l'enfer. Ma fille en a mal au ventre. Ma femme en pleure de rire. Après tous ces mois de tension c'est le défoulement. Tout le monde sent que je commence à aller mieux. D'une part les effets secondaires ont dû se stabiliser, et d'autre part, il n'est pas impossible que j'arrive bientôt à la fin du traitement.

Le médecin, avec qui j'ai rendez-vous le lendemain, me le confirme, les indicateurs inclinent à l'optimisme. Premier point, j'ai par chance un génotype – le 3 – peu résistant. Deuxièmement, ma charge virale était au départ peu élevée. D'autre part, étant parfaitement sobre, je n'ai pas le facteur aggravant de l'alcool.

Dans l'état actuel des connaissances, avec le recul de quelques années et également selon les prescripteurs, le traitement aujourd'hui oscille entre quatre mois et un an.

Comme je suis bientôt à cinq mois, je devrais tenir le bon bout. Il me represcrit un test quantitatif du virus, qui doit indiquer le taux de ma charge virale. S'il est indétectable, j'arrête le mois suivant. Ensuite je devrai attendre encore six mois pour vérifier que le virus ne réapparaît pas. Si, dans ce laps de temps, je suis toujours négatif ça voudra dire que je suis guéri. Restera à surveiller l'état de mon foie en contrôlant les transaminases et en refaisant un Fibro-Test-Acti-Test, celui qui était Rouge-Rouge au début de l'histoire et qui devrait, normalement, redevenir Vert-Vert, le foie se régénérant.

Fort de ce nouvel optimisme, je passe toute la journée à glander à moitié, à regarder la saison 2 de *The Shield* en pyjama, caressant vaguement l'idée de devenir critique télé, mais, comme toutes les histoires, la mienne se devant d'avoir encore quelques rebondissements, je suis interrompu par la sonnerie du téléphone.

C'est Alain Mikaël qui me demande de venir immédiatement. C'est « hyper important », et il faut que « je me speed » car il y a « de la caillasse » au bout. Je me rhabille donc à regret et mets le cap vers l'adresse qu'il m'a donnée, le bar d'un grand hôtel sur les Champs-Élysées. Je suis plus qu'intrigué.

Dans le métro, attiré par la une, j'achète *Le Monde*. Il y a un grand article sur la fusion du laboratoire de Julien-Muriel, avec son concurrent. Apparemment le rapprochement des deux groupes est imminent. L'article fait néanmoins état de rumeurs concernant des méthodes peu orthodoxes, des essais effectués à la lisière de l'éthique la plus élémentaire, etc.

Également un autre papier, complémentaire, sur les guerres sans merci que se livrent les groupes industriels, notamment lors d'OPA ou de fusion. Tous les coups sont permis, conclut le journaliste, seul compte aux yeux des actionnaires le cours de leur capital.

Au rendez-vous on me met brièvement au courant. Il y a eu un nouveau rebondissement, terme d'ailleurs un peu faible. Il serait plus juste de parler de coup de théâtre.

Le soir, après l'affaire du voisin de Pue-des-Pieds, Julien avait eu la désagréable surprise de constater qu'il avait été cambriolé. Une seule chose avait intéressé les voleurs : son disque dur.

— Merde! je m'exclame, c'est là-dessus qu'il avait ses rushes. On en avait justement parlé au moment de l'assaut de P-d-P!

Oui, justement. Du coup il y avait eu une crise, il avait menacé Delphine, en lui disant qu'elle savait très bien qui était «dans le coup», mais qu'il avait des moyens qu'on n'imaginait même pas, qu'il allait nous faire «fumer» par des relations à lui, qu'on allait voir ce qu'on allait voir, et que de toutes façons il avait d'autres doubles et qu'il allait nous le mettre dans le cul profond.

— Putain, je dis, c'est chaud. Et à votre avis, qui a tapé son appart?

Seul le silence me répond. Ils regardent tous, gênés, leurs assiettes.

— Quelqu'un nous a fait une proposition, finit par lâcher Serge. Mais on veut être tous d'accord.
— Une proposition?

J'avoue que je ne saisis pas très bien.

— Trois mille euros chacun, explique Pandore qui, brusquement, ça me saute aux yeux, abat le masque et se révèle au grand jour.

J'interroge Alain Mikaël du regard.

— Il bosse pour le labo.

Tout s'éclaire. L'air bizarre qu'il a depuis le début. Ses effets secondaires comme sortis d'un manuel. Jusqu'au truc qu'il tenait dans la main, qui devait être une petite caméra. C'est tout simplement un agent émergeant d'une officine travaillant pour la multinationale qui, voulant mettre toutes les chances de son côté, négocie d'une main, tout en essayant de régler le problème de façon plus radicale de l'autre.

Sans aucun complexe Pandore réitère son offre : trois mille euros par personne pour discréditer les maîtres-chanteurs.

Les avocats attendent pour enregistrer notre déposition. Il faut faire vite à cause du décalage horaire. A priori tout le monde est OK. Le sentiment général étant : Ils nous prennent pour des cons, pourquoi leur ferait-on cadeau d'un million d'euros ? Seul Iga Biva a refusé. Il n'est pas là pour ça, et n'a aucune envie de se conduire comme un débile parce qu'une pauvre fille s'est égarée sur une mauvaise route. Je trouve la formule jolie. Au risque de me mettre à dos mes camarades, je suis du même avis.

Je ne me vois pas accepter, même si trois mille euros seraient les bienvenus.

— Peu importe, nous coupe Pandore, j'ai suffisamment de témoignages. Son portable sonne. Ce sont les avocats. On arrive, dit-il sobrement. Fort de ma nouvelle culture télévisuelle – le HVC mène à tout – j'essaye de cerner dans quelle série nous sommes. C'est *Jim Profit* qui me vient à l'esprit. Un projet, qui s'est arrêté au bout du septième épisode faute de soutien des chaînes, qui se passe dans le milieu des affaires, et dont j'ai acheté le DVD en promo à la Fnac il y a peu.

Évidemment nous sommes dans la version française, ça se voit tout de suite à des petits détails, par exemple l'ascenseur, qui est trop chargé, ne veut pas démarrer.

Certains d'entre nous montent donc à pied.

Nous attendons dans un salon pendant que Pandore disparaît dans une autre pièce. Ambiance frappée d'un peu d'étrangeté, avec un soupçon d'électricité dans l'air. Je note qu'Henri a bien ses chaussons, alors que le Georges V n'est pas du tout à côté de chez lui. Après tout peut-être est-il venu directement depuis la réunion. Olivier, les yeux clos, fredonne sa chanson : *Et alors là je pue du cul*, suffisamment fort pour qu'on l'entende, indiquant par là qu'il a quand même certainement un petit grain. La suite tourne vaguement au ridicule. Serge explose d'un seul coup et dit qu'il veut dix mille.

Moi aussi, renchérit Henri. C'est dix mille ou rien, depuis le temps que ces salopards se font du pognon sur mon cul ! La situation s'enflamme. Tout le monde se met à parler en même temps. En quelques minutes c'est la surenchère. Et pourquoi pas quinze mille ? Oui, quinze mille semble un minimum. Nous sommes des vaches à lait, et ça commence à bien faire. Olivier y va aussi de son couplet. Oui, c'est vrai que trois mille c'est se foutre de notre gueule, surtout quand on voit que le café en bas de chez lui est à quatre euros. Nous embrayons naturellement sur les problèmes d'inflation posés par les changements de monnaie. C'est dégueulasse de toutes façons. Oui, vraiment dégueulasse de nous proposer trois malheureux mille euros.

Là-dessus j'ai un coup de téléphone de ma famille qui, vu l'heure tardive, s'inquiète de savoir où je suis passé.

— Dédommagement, je chuchote dans mon portable à ma fille. Folie. On est à presque quinze mille euros par personne avec labo en fusion.

Elle en hoquète de saisissement. À cause du camembert, c'est ça ? Putain, essaye de demander vingt mille ! Je raccroche en lui disant que je vais voir ce que je peux faire.

L'ennui, c'est que ça ne se passe pas du tout comme ça. Ça foire même complètement. Pandore ressort et, décidément pas gêné, nous annonce que la transaction est annulée, les avocats ayant finalement trouvé plus sûr de négocier.

Il nous raccompagne vers la sortie. Quelques minutes plus tard nous sommes dans le hall du Georges V, abasourdis, comme les inutiles pauvres crottes que nous sommes. Évidemment, nous croisons les deux maîtres-chanteurs, accompagnés de leur conseil. Alors ? je demande, curieux, combien ? Un et demi de plus, répond Julien, c'était ça ou CNN en boucle pendant vingt-quatre heures.

Nous les regardons disparaître sur les Champs. Qu'allaient-ils faire pour fêter cet heureux événement ? Partouzer avec leur avocat ? Se faire un coup d'Internet coquin ? Acheter un peu de coke ?

Épilogue

Cette fois ça y est. Je vais pouvoir bientôt arrêter le traitement. Ma charge virale est totalement indétectable. Je bondis devant les résultats comme une souris en transe. J'avoue ne pas en revenir. Il me semble être sur le point de sortir d'un nuage un peu sale. In-dé-tec-ta-ble. Cette saloperie a donc eu un effet bénéfique. Je regarde mes boîtes de médicaments aussi perplexe et ahuri que le bipède au début de *2001* devant le parallélépipède radioactif. Quelle magie ! me dis-je, impressionné. Quelle formidable magie !

Je ne suis d'ailleurs pas le seul. Tel un happy end des plus improbables, tout le groupe se retrouve quelques semaines plus tard autour d'une fondue, chez Delphine, qui, peut-être parce qu'elle a vaguement le sentiment que les choses ont quand même à certains moments dérapé, nous a ouvert son appartement. Nous avons tous réussi à nous débarrasser du virus. Et même si nous n'avons pas touché vingt mille euros, au moins notre foie va-t-il pouvoir effectuer un nouveau départ.

C'est donc finalement une belle aventure que nous avons vécue, me dis-je, enfonçant mon premier croûton sur la pique. Car après tout n'avons-nous pas les challenges que nous méritons ? Des petites épopées à notre portée. Tout le monde ne peut pas découvrir l'Amérique, j'ajoute sentencieusement pour moi-même en regardant les bouts de pain des uns et des autres disparaître dans l'emmental en éruption. C'est pour cela qu'il nous reste les mini-tragédies du quotidien. Et d'ailleurs, comment être certain qu'il s'agit vraiment de mini-tragédies. Après tout, n'est-ce pas aussi l'intensité avec laquelle on ressent les choses qui les authentifie du sceau fatal de l'Aventure ? Oui, mais comme aventure, entre une prise de sang et un stage à la Prévention routière, c'était un peu limite, je m'objecte. Certes. Mais le voir de cette façon a au moins un mérite, conclus-je cette dissertation aux larges implications philosophiques, celui de nous laisser une petite place d'acteur dans les drames qui nous sont imposés. Ça n'a l'air de rien, mais au moins c'est déjà ça.

Je suis rentré en taxi, un peu ballonné à cause de la fondue, bercé par la profondeur de mes cogitations métaphysiques.

Un traitement aux effets secondaires déplaisants.

Des milliers d'idées noires.
Oui, mais toujours renvoyé de la lumière.

Des migraines et des états fébriles.

Un état pénible au quotidien.

Certes, mais moins terrible que ce que vivent les dévots de Padre Chéros.

IN-RI.

J'ai côtoyé des sortilèges. La Grande Sé. Et Jack. Et Jim.

Un combat à ma mesure.

Debout face à un ours assoiffé de pain.

J'ai divagué dans les méandres fous du Su-Do-Ku.

Plongé dans la tourmente d'un immense scandale juridico-financier, j'ai préféré refuser trois mille euros plutôt que de me compromettre dans un truc foireux.

Tout cela grâce à quelques molécules.

Un bad trip un peu bizarre.

Et si ce que nous vivons n'est qu'une superposition de la réalité ? Une sorte de mille-feuilles de ce que nous avons dans nos esprits, où tout s'emboîte ?

Comme la poussière des étoiles qui nous a tissés.

Oui, nos aventures sont peut-être les reflets de nos croyances.

Et quand on ne croit à rien ? me suis-je demandé.

Ça doit être bizarre.

Ou très différent.

Comment savoir ?

En jetant un coup d'œil dans la chambre de ma fille, qui dort bouche ouverte comme une bienheureuse, je me promets d'en toucher un mot à Lopez de La Salière, ou à Cop & Gus.

Après tout pas de raison qu'ils n'aient pas leur avis là-dessus.

Les précisions techniques concernant l'hépatite C sont reproduites, parfois de manière littérale, à partir de sites Internet trouvés grâce à Wikipédia ou Goggle, et recoupés avec l'avis de médecins hépatologues. A priori ces informations, à la date de parution de ce livre, et particulièrement concernant les modes de transmission ou l'évolution de la maladie, sont fiables.

La liste des effets secondaires du traitement est tout simplement celle des médicaments, qui sont tous les deux produits par le laboratoire Roche, qui n'a bien évidemment rien à voir avec le laboratoire dont il est question dans la troisième partie.

De la même façon, les situations ou les personnages décrits sont uniquement le fruit de l'imaginaire de l'auteur, toute ressemblance ne pourrait être que le fruit d'une coïncidence.

D'autre part, au-delà de son projet romanesque, ce livre a aussi pour vocation d'inciter les gens à se faire traiter. L'hépatite C est une maladie en général asymptomatique, mais malheureusement, passé un certain stade, fatale. Il est donc important de préciser que les effets secondaires décrits, les maux rencontrés par tel ou tel personnage, ont été amplifiés ou rendus cocasses pour les besoins du récit, l'auteur se disant qu'il valait mieux en sourire qu'en pleurer et qu'à tout prendre, pour l'avoir testé lui-même, il valait mieux ce petit désagrément finalement supportable aux affres d'un état bien pire.

Le manuscrit a été relu par Anne-Laure Cornibert et la fiche technique par le docteur Vlad Ratziu.

Le service de presse a été assuré par Charlotte Ajame.

La couverture est de Hervé Tullet, Antoine du Payrat et Nicolas Wiel.

Hépatite C- Fiche technique

Nombre de personnes contaminées : Environ 600 000 en France dont beaucoup non dépistées.

Dépistage : Par une prise de sang dans n'importe quel laboratoire.

Symptôme : Le plus souvent, il n'y a aucun symptôme avant un stade tardif de la maladie. Parfois, on note une fatigue récurrente.

Risque de contamination : Uniquement contact sanguin (injection de drogue, tatouage, sniff avec une paille souillée, piercing, transfusion avant 1990, etc.). Pas de contamination par le contact, le baiser, la sueur. Faible risque de contamination par voie sexuelle, majoré en cas de lésion ou pendant les règles de la femme.

Risque d'évolution : Toutes les personnes contaminées n'évoluent pas vers une forme grave de la maladie. Pourtant, un certain nombre d'entre elles risque de développer à terme une fibrose (c'est-à-dire une cicatrisation anormale du foie) qui peut évoluer vers la cirrhose et le cancer du foie.

Précaution de vie quotidienne : Être vigilant vis-à-vis de tous les objets ayant pu être en contact avec du sang (rasoir, brosse à dents, aiguille, fil dentaire, etc.) sinon aucun risque de contamination. Attention en cas de plaie.

Contre-indications particulières : La consommation excessive d'alcool, la prise immodérée de médicaments et l'usage de drogue.

Prise en charge par la Sécurité sociale : Pris en charge à cent pour cent dans le cadre des affections de longue durée.

Possibilité de guérison : Oui, en augmentation constante grâce aux nouveaux traitements.

Où s'adresser : Il faut s'adresser en priorité à un médecin spécialisé en hépato-gastro, en cas de réaction positive au test de dépistage. Des structures spécialisées d'aide et de conseil aux malades se sont créées autour de ce problème. Enfin, il existe aussi de nombreux sites sur Internet (à consulter avec précaution).

Fibro-Test, Acti-test : Test sanguin permettant une évaluation des dégâts dans le foie entraînés par l'hépatite C (à la fois de la fibrose et de l'inflammation).

Transaminases : Enzymes hépatiques dont le dosage sanguin est très utile pour le dépistage des maladies du foie et pour leur surveillance en cours de traitement.

Échographie : Permet de vérifier l'aspect du foie et de la vésicule biliaire.

Fibroscopie : Prise de vue interne grâce à une petite caméra que l'on introduit dans le tube digestif par la bouche et qui permet de vérifier l'état de l'estomac, ainsi que la présence de fer, d'un ulcère ou des complications de la cirrhose.